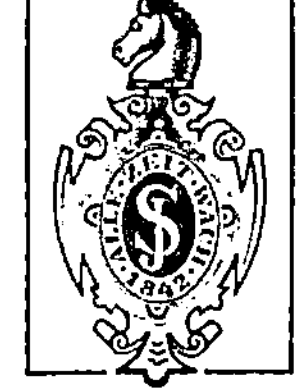

Therapie mit Beta-Rezeptorenblockern

Herausgegeben von H.-D. Bolte

Unter Mitarbeit von O. Benkert J. Cyran
E. Erdmann H. Kuhn und K. O. Stumpe

Mit 20 Abbildungen

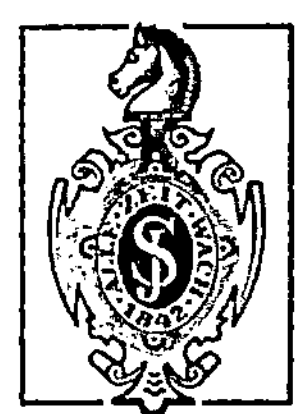

Springer-Verlag
Berlin Heidelberg New York 1979

Professor Dr. H.-D. Bolte

Medizinische Klinik I der Universität München
Klinikum Großhadern
Marchioninistraße 15
D-8000 München 70

ISBN-13: 978-3-642-67367-2   e-ISBN-13: 978-3-642-67366-5
DOI: 10.1007/978-3-642-67366-5

CIP-Kurztitelaufnahme der Deutschen Bibliothek
Therapie mit Beta-Rezeptorenblockern / hrsg. von H.-D. Bolte.
Unter Mitarb. von O. Benkert ... –
Berlin, Heidelberg, New York · Springer, 1979.
ISBN 3-540-09465-2 (Berlin, Heidelberg, New York)
ISBN 0-387-09465-2 (New York, Heidelberg, Berlin)
NE: Bolte, Heinz-Dietrich [Hrsg.]; Benkert, Otto [Mitarb.]

Vorwort

Betarezeptorenblocker sind zum festen Bestandteil der medikamentösen Möglichkeiten bei der Therapie zahlreicher Erkrankungen geworden. Grundlegende Untersuchungen und therapeutische Studien wurden vorzugsweise anfangs mit Propranolol durchgeführt. Ausgehend von diesem Pharmakon sind zahlreiche chemische Modifikationen erzeugt worden. Sie sind gemeinsam gekennzeichnet durch eine Betarezeptoren-blockierende Wirkung, unterscheiden sich aber durch zahlreiche Eigenschaften, die in therapeutischer Hinsicht zum Teil nicht unwesentlich sind: Affinität zum Rezeptor, Kardioselektivität, intrinsiche Aktivität, Pharmakokinetik, Metabolisierung, Elimination, Kumulation bei Niereninsuffizienz, Wirkdauer u. a.

Obwohl die zahlreichen kommerziell verfügbaren Betarezeptorenblocker (etwa 20) hinsichtlich der Auswahl beim einzelnen Patienten gelegentlich differentialtherapeutische Erwägungen ratsam erscheinen lassen, gilt dennoch die allgemeine Regel, daß der praktizierende Arzt mit einer oder zwei dieser Substanzen auskommt, nachdem er auch eigene Erfahrungen hinsichtlich der Anwendung erworben hat.

Das Schrifttum über Betarezeptorenblocker ist in den letzten Jahren in vielfältiger Weise angewachsen. So liegt insbesondere in zahlreichen Tagungsberichten eine Fülle von Detailinformationen vor. Für die therapeutische Praxis bedarf es aber einer sorgfältigen Sichtung des Bekannten mit einem besonders engen Bezug zu der Krankheit, die eine Indikation zur Behandlung darstellt. Es wurde deshalb der Versuch unternommen, geordnet nach Krankheiten die Therapie mit Betarezeptorenblockern darzustellen. Dabei wurde in dem vorliegenden Buch besonderer Wert auf eine Auswahl des Wissensstoffes nach praktisch-therapeutischen Gesichtspunkten gelegt.

Herrn Prof. Dr. G. Riecker, Direktor der Medizinischen Klinik 1 der Universität München, bin ich für seine stets fördernden Anregungen zu besonderem Dank verpflichtet. Dank und Anerkennung gebührt ferner den Mitarbeitern an diesem Buch, die sich dem gemeinsamen Anliegen gewidmet haben. Auch danke ich dem Springer-Verlag für seine freundliche Unterstützung und Berücksichtigung der Wünsche des Herausgebers bei der Ausstattung des Buches.

Juli 1979   H.-D. Bolte

Inhaltsverzeichnis

Autorenverzeichnis

Priv.-Doz. Dr. Otto Benkert
Psychiatrische Klinik der Universität München
Nußbaumstraße 7, 8000 München 2

Prof. Dr. Heinz-Dietrich Bolte
Medizinische Klinik I der Universität München
Klinikum Großhadern
Marchioninistraße 15, 8000 München 70

Dr. med. Joachim Cyran
Medizinische Klinik I der Universität München
Klinikum Großhadern
Marchioninistraße 15, 8000 München 70

Priv.-Doz. Dr. Erland Erdmann
Medizinische Klinik I der Universität München
Klinikum Großhadern
Marchioninistraße 15, 8000 München 70

Priv.-Doz. Dr. Horst Kuhn
Medizinische Klinik B der Universität Düsseldorf
Moorenstraße 5, 4000 Düsseldorf

Prof. Dr. Klaus Otto Stumpe
Medizinische Poliklinik der Universität Bonn
Wilhelmstraße 35–37, 5300 Bonn

1. Klinische Pharmakologie

E. Erdmann

Wirkungsmechanismus sympathikomimetischer Substanzen

Der Wirkungsmechanismus der Sympathikomimetika und des adrenergen Systems ist besonders in den letzten Jahren eingehend untersucht und teilweise aufgeklärt worden. So kann man die Sympathikomimetika nach ihrer pharmakologischen Wirkungsweise in direkt am Rezeptor, indirekt und auf beide Weisen wirkende Substanzen einteilen [1], wobei die Wirksamkeit der ersten Gruppe von Pharmaka (z. B. Isoproterenol, Adrenalin, Noradrenalin etc.) durch eine Bindung an spezifische Rezeptoren erklärt werden kann. Verbindungen der zweiten, indirekt wirkenden Gruppe (z. B. Ephedrin) setzen Katecholamine – meist Noradrenalin – aus ihren biologischen Speichersystemen frei, während bei den adrenergen Pharmaka vom dritten Typ (direkt und indirekt wirkenden) mehrere Mechanismen beteiligt sind. Tatsächlich ist es gelungen, die Bindung der direkt wirksamen Sympathikomimetika an bestimmte membrangebundene, zelluläre Rezeptorproteine zu messen und die Bindungsaffinitäten und Effekte dieser Substanzen in vitro und in vivo zu vergleichen. Da rezeptorblockierende Pharmaka in der Regel kompetitive Hemmstoffe dieser Komplexbildung zwischen den Sympathikomimetika und ihren Rezeptoren sind und die Katecholamine aus ihrer spezifischen Rezeptorbindung verdrängen, soll zum besseren Verständnis der Wirkungsweise von Sympathikolytika im folgenden näher auf dieses System eingegangen werden.

Definition und Vorkommen von Hormon- bzw. Pharmakonrezeptoren

Der Von Ehrlich [2] geprägte Satz: „Corpora non agunt nisi fixata" war Ausdruck der Hypothese, daß in geringen Konzentrationen wirksame Substanzen sich mit spezifischen, zelleigenen Molekülen verbinden müßten, um zur Wirkung zu gelangen. Dabei konnte die vermutete molekulare Komplementarität zwischen strukturspezifischen Pharmaka und ihrem Wirkort natürlich nur indirekt nachgewiesen werden durch den Vergleich von Dosis-Wirkungskurven aktiver Substanzen unterschiedlicher Struktur. Die Wechselwirkung zwischen einem derartigen Pharmakon und seinem Rezeptor (= primärer Wirkort) ist daher der Reaktion zwischen einem Substrat und dem aktiven Zentrum eines Enzyms oder zwischen einem Hapten und einem Antikörper vergleichbar [1, 3]
Die Bindung einer spezifisch wirksamen Substanz an besondere, funktionelle

Gruppen des Zielorgans (Rezeptoren) löst demgemäß eine Folge von chemischen oder Konformationsänderungen aus, die dann eine biologische Reaktion hervorrufen oder hemmen. In der Regel sind die bislang nachgewiesenen Rezeptoren für Hormone und Pharmaka dementsprechend Proteinmoleküle und in irgendeiner Weise mit Enzymen verknüpft. Die Art dieser Verbindung mit Enzymen ist allerdings zumeist noch ungeklärt.

Rezeptoren für Steroidhormone konnten intrazellulär lokalisiert werden, wobei jedoch zwischen zytoplasmatischen Transportproteinen und Rezeptorproteinen unterschieden werden muß, da die Hormonbindung als Voraussetzung für einen direkten biologischen Effekt anzusehen ist. Dies ist z. B. für das Transcortin nicht der Fall [4–7].

Membrangebundene Rezeptoren wurden für eine Reihe von Hormonen meist durch Bindungsstudien mit jeweils radioaktiven Substanzen an isolierten Zellmembranen nachgewiesen. So wurden z. B. für Insulin [8, 9], Histamin [10, 11], Parathormon [12], TSH [13], somatotropes Hormon [14], Acetylcholin [15], Glucagon [16] und Katecholamine [17–19], um nur einige zu nennen, spezifische Bindungsproteine in Membranen gefunden.
Aber auch Pharmaka bzw. Toxine haben derartige Membranrezeptoren. So sind für Herzglykoside [20, 21], Benzodiazepine [22] sowie Choleratoxine [23, 24] spezifische Bindungsstellen mit hoher Bindungsaffinität nachgewiesen worden. Für Opiat- oder Morphinrezeptoren wurden körpereigene Substanzen isoliert, die eine Membranverbindung eingehen und für den biologischen Effekt verantwortlich sind [25, 26]. Beta-blockierende Pharmaka verdrängen aufgrund eigener, höherer Affinität zum Bindungsprotein Beta-Sympathikomimetika aus ihrer spezifischen Rezeptorbindung und hemmen derart die Katecholaminwirkung [18, 27, 28].

Somit muß ein Hormon- oder Pharmakonrezeptor definiert werden als ein meist aus Aminosäuren aufgebautes Makromolekül, welches mit hoher Affinität und Selektivität ganz bestimmte Hormone oder Pharmaka bindet und durch den entstehenden Hormon- bzw. Pharmakon-Rezeptor-Komplex (evtl. durch Konformationsänderungen des Bindungsproteins bedingt) die weiteren Schritte der Hormon- oder Pharmakonwirkung auslöst.

Alpha- und Beta-Rezeptoren

Noradrenalin ist die physiologische Transmittersubstanz an den postganglionären Nervenendigungen des Sympathikus [29]. Andere Katecholamine wirken wie eine Noradrenalinfreisetzung. Bei der Messung physiologischer Effekte und der Reihenfolge der Wirkstärke sechs verschiedener Katecholamine stellte Ahlquist [30] fest, daß es mehrere Rezeptoren für adrenerge Pharmaka geben müsse, die er Alpha- und Beta-Rezeptoren nannte. Die Stimulation von Alpha-Rezeptoren durch Noradrenalin oder Adrenalin führt zu einer Erregung der glatten Muskulatur, die Stimulation der Beta-Rezeptoren durch Adrenalin oder Isoproterenol bewirkt am Herzen einen positiv-inotropen und -chronotropen Effekt, an der Darmmuskulatur, der glatten Muskulatur der Bronchien, der Gefäße und des Uterus eine Erschlaffung sowie eine Steigerung der Lipo- und Glykolyse (Abb. 1).

Grundsätzlich sind alle Katecholamine zur Alpha- und Beta-Rezeptorenstimulation fähig; allerdings ist die Wirkstärke oder die Affinität zum Rezeptor der einzelnen Substanzen jeweils sehr unterschiedlich. So hat Phenylephrin eine hohe Affinität zum Alpha-Rezeptor, aber nur geringe

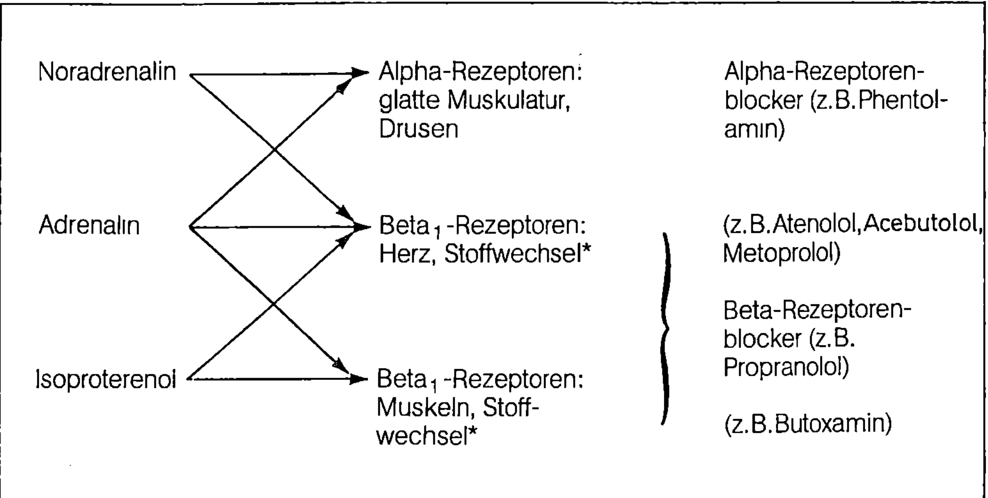

Abb. 1. Angriffspunkte der Agonisten und Antagonisten an Alpha- und Beta-Rezeptoren. *Metabolische Wirkungen wie Lipolyse, Glykogenolyse

Wirkung in bezug auf Beta-Rezeptoren-vermittelte Effekte. Die Entwicklung von Substanzen, welche die Stimulation der Alpha-Rezeptoren verhindern (Phentolamin, Phenoxybenzamin) oder Beta-Rezeptoren-antagonistische Wirkungen haben (Dichlorisoproterenol), haben das klassische Konzept von Ahlquist bestätigt. Dabei ist noch offen, ob Alpha- und Beta-Rezeptoren unterschiedliche Membranstrukturen oder verschiedene Konformationszustände desselben Rezeptorproteins darstellen. Nach den Untersuchungen von Kunos [31] an isolierten Froschherzen ergeben sich Hinweise, daß Alpha- und Beta-Rezeptoren temperaturabhängig ineinander übergehen können. So wurden die positiv-inotropen Adrenalineffekte bei 20–24 °C durch Beta-Rezeptorenblocker, aber bei 10–14 °C durch Alpha-Rezeptorenblocker aufgehoben. Auch bei hyperthyreoten Zuständen scheinen die Beta-Rezeptoren auf Kosten der Alpha-Rezeptoren zuzunehmen [32].

Pharmakologische Untersuchungen haben eine weitere Unterteilung der Beta-Rezeptoren in Beta₁- und Beta₂-Rezeptoren sinnvoll erscheinen lassen [33]. Beta₁-Rezeptoren werden vorwiegend im Herzen und im Fettgewebe gefunden. Sie haben eine hohe Affinität für Noradrenalin, welches dort etwa gleiche Wirksamkeit wie Adrenalin und ein Drittel derjenigen von Isoproterenol hat. Practolol, Atenolol und Metropolol scheinen an diesen Rezeptoren relativ spezifische, blockierende Wirkung zu haben [18, 34]. Beta₂-Rezeptoren werden vorwiegend in der Gefäß-, Bronchial- und Uterusmuskulatur nachgewiesen. Isoproterenol ist an diesen Rezeptoren etwa 100mal wirksamer als Noradrenalin. Butoxamin hat vorzugsweise dort blockierende Wirkung. Andere Beta-Rezeptorenblocker (z. B. Pindolol, Propanolol, Bupranolol) zeigen keine derartige unterschiedliche Affinität zu Beta₁- oder Beta₂-Rezeptoren. Es muß außerdem noch betont werden, daß in den verschiedenen Organen lediglich das Verteilungsmuster Beta₁/Beta₂-Rezeptoren unterschiedlich ist und daß es dementsprechend keine absolute Organspezifität für eine Beta-Rezeptorart gibt [34].
In letzter Zeit ist aufgrund der hohen Affinität von Dopamin zu adrenergen

Rezeptoren mit dilatierender Wirkung im Nierengefäßsystem noch ein dopaminerger Rezeptor postuliert worden [35]. Diese Rezeptoren scheinen auch im zentralen Nervensystem eine wichtige Rolle zu spielen. Haloperidol, Bulbocapnin und Chlorpromazin sind dopaminerge Rezeptorenblocker [35].

Biochemischer Nachweis der Alpha- und Beta-Rezeptoren

Durch klassische pharmakologische Untersuchungen wurde das Konzept der Alpha-, $Beta_1$- und $Beta_2$-Rezeptoren entwickelt. In den letzten Jahren gelang mit Hilfe radioaktiv markierter beta-blockierender Substanzen auch der biochemische Nachweis derartiger Bindungsproteine in verschiedenen Geweben mehrerer Spezies. Wegen ihrer höheren Affinität wurden für die Rezeptorbindung meist Antagonisten (^{3}H-Dihydroalprenolol oder ^{125}J-Hydroxybenylpindolol) verwandt [19, 27, 28]. Dabei zeigte sich, daß durch steigende Konzentrationen anderer Beta-Rezeptorenblocker oder durch Agonisten eine kompetitive Verdrängung aus der Rezeptorbindung entsprechend der Wirksamkeit in vivo nachweisbar war, und daß die (−)-Stereoisomere im Vergleich zu den (+)-Stereoisomeren auch an isolierten Membranpräparationen etwa 100fach stärker wirksam sind. Aus der Bindungskapazität für Antagonisten, aber übereinstimmend auch für Agonisten (wie ^{3}H-Hydroxybenzylisoproterenol) läßt sich überschlagsweise eine Rezeptordichte von etwa $1-10/\mu m^2$ in verschiedenen Geweben errechnen [19]. Diese relativ geringe Dichte im Vergleich zu anderen Hormon- bzw. Pharmakonrezeptoren erklärt manche methodischen Schwierigkeiten des Nachweises.
Die Dissoziationskonstanten der Propanolol-, Alprenolol-und Pindolol-Rezeptor-Bindung an Säugetierherzmembranen wurden im nanomolaren Bereich gemessen [19, 27]. Da bei diesen niedrigen freien Pharmakonzentrationen bereits die Hälfte der Rezeptoren ein Pharmakonmolekül gebunden haben, wird die hohe Spezifität der Bindung deutlich. Die Agonisten (Isoproterenol, Noradrenalin und Adrenalin) hingegen sättigen die Bindungsstellen zu 50% erst im mikromolaren Bereich (Tabelle 1). In weiterer Übereinstimmung mit pharmakologischen Untersuchungen am Tier oder an isolierten Muskelpräparaten sind

Tabelle 1. Dissoziationskonstanten des Pharmakon-Rezeptor-Komplexes an isolierten Herzmembranen der Ratte (nach [19]

Substanz	Dissoziationskonstante K_D [mol/l]
1. Antagonisten	
(−)-Propranolol	$0{,}8 \cdot 10^{-9}$
(−)-Alprenolol	$3 \cdot 10^{-9}$
(±)-Hydroxybenzylpindolol	$8 \cdot 10^{-9}$
2. Agonisten	
(−)-Isopreoterenol	$0{,}003 \cdot 10^{-6}$
(−)-Adrenalin	$0{,}05 \cdot 10^{-6}$
(−)-Noradrenalin	$2{,}5 \cdot 10^{-6}$

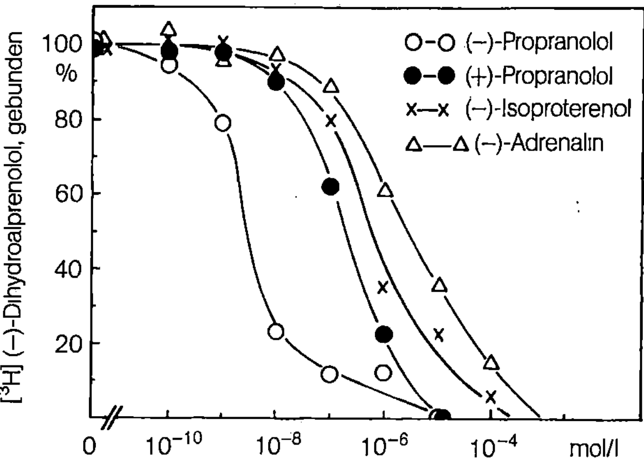

Abb. 2. Affinität verschiedener Agonisten und Antagonisten zum Beta-Rezeptor des Herzens. An isolierten Herzmuskelmembranen des Meerschweinchens wird das rezeptorgebundene radioaktiv markierte Dihydroalprenolol durch Zugabe von (+)- und (−)-Proparanolol konzentrationsabhängig und stereoisomer aus seiner Rezeptorbindung verdrängt. Dabei hat (−)-Propranolol entsprechend seiner stärkeren Wirkung auch die höhere Rezeptoraffinität. Die Agonisten Isoproterenol und Adrenalin verdrängen den Beta-Rezeptorenblocker Dihydroalprenolol erst in höherer Konzentration aus seiner spezifischen Membranbindung. (Weinsteiger, Krawietz und Erdmann, unveröffentlicht)

auch in isolierten Membranen die Assoziations- und Dissoziationsgeschwindigkeiten der rezeptorblockierenden Pharmaka recht hoch, d. h. die Bindung erfolgt innerhalb von Sekunden ebenso wie die Abdiffusion vom Rezeptor. Tatsächlich eignen sich derart isolierte Membranen verschiedener Spezies und Organe sehr gut zur Messung der Wirkstärke bzw. Rezeptoraffinität bekannter oder unbekannter Substanzen mit agonistischer oder antagonistischer Wirkung (Abb. 2). Aus der mit biochemischen Methoden meßbaren Rezeptorbindung einer Substanz oder der Verdrängung einer bereits am Beta-Rezeptor gebundenen Substanz läßt sich jedoch lediglich eine Aussage über die Affinität, nicht aber über eine das beta-adrenerge System hemmende oder stimulierende Wirkung machen. Beide, Agonisten und Antagonisten, werden vom Rezeptorprotein gebunden, aber die Auswirkungen auf die Beta-Rezeptorengekoppelte Adenylatcyclase sind verschieden.

Das Beta-Rezeptor-Adenylatcyclase-System

Beta-adrenerge Pharmaka aktivieren die Adenylatcylclase. Beta-blockierende Pharmaka, die aufgrund eigener, meist höherer Affinität die Beta-rezeptoren-stimulatoren aus der Rezeptorbindung verdrängen, hemmen diese Enzymaktivierung, obwohl sie selbst vom Bindungsprotein gebunden werden. Orly und Schramm [36] konnten nachweisen, daß der Beta-Rezeptor und die Adenylatcyclase zwei verschiedene Moleküle sind, die durch entsprechende Behandlung voneinander getrennt und auch wieder funktionell zusammengebracht werden können. Diese von verschiedenen Untersuchern bestätigten Experimente [18, 37, 38] lassen dann natürlich die Frage nach dem Koppelungsmechanismus des Rezeptors mit dem Enzym aufkommen. Da man weiß, daß eine Reihe von Hormonen (z. B. ACTH, Glucagon, Schilddrüsenhormone, somatotropes Hormon, Vasopressin, Prostaglandin, Katecholamine) die Adenylatcyclase stimulieren und das intrazelluläre cAMP erhöhen [39], muß dieser Rezeptor-Ezym-Koppelung eine noch im weiteren Sinne ganz besondere Bedeutung zukommen. Man hat nämlich gefunden, daß die verschiedenen Hormone sich nicht kompetitiv an der gleichen Bindungsstelle verhalten und, wenn gemeinsam anwesend, die Adenylatcyclase doch nicht additiv stimulieren [37]. Daraus folgt, daß die Adenylatcyclase das gemeinsame Endglied mehrerer Rezeptoren darstellt und sowohl von jedem einzelnen Hormon wie von mehreren zusammen nur bis zu einem Maximum stimuliert werden kann. Nun besitzt nicht jede Zelle alle Hormonrezeptoren zur Aktivierung der Adenylatcyclase. Im Nebennierengewebe gibt es lediglich ACTH-Rezeptoren, im Herzen Glucagon-, Katecholamin- und Schilddrüsenhormonrezeptoren. Deshalb wirken Glucagon, Katecholamine und Schilddrüsenhormone im Herzen positiv-inotrop, nicht aber ACTH [40]. Im Fettgewebe können allerdings mehrere Hormone die gleichen Effekte auslösen [41]. Aber auch unter krankhaften Bedingungen, z. B. bei einem Nebennierenkarzinom, ist beschrieben worden, daß die Adenylatcyclase dabei statt nur durch ACTH auch durch beta-adrenerge Pharmaka stimulierbar war [28, 42]. Offensichtlich wurde im neoplastischen Gewebe ein funktionell intakter Beta-Rezeptor synthetisiert und in die Membran eingebaut. Die Stimulation dieser nur im karzinomatösen Nebennierengewebe vorhandenen Rezeptoren führt dann ebenfalls zur Aktivierung der Adenylatcyclase.

Neuere Untersuchungen von Helmreich und Pfeuffer [43] haben ergeben, daß es in den Zellmembranen außerdem bestimmte Guanylnukleotidbindungsproteine gibt, welche wahrscheinlich Koppelungsglieder zwischen dem Beta-Rezeptor und der Adenylatcyclase darstellen und zur maximalen Stimulation des Enzyms sogar notwendig sind. Dieses Protein regelt andererseits möglicherweise auch die Bindungsaffinität der Agonisten am Beta-Rezeptor sowie am Glucagonrezeptor [28]. Die Untersuchungen des Koppelungsmechanismus zwischen den Beta-Rezeptoren und der Adenylatcyclase sind aus mehreren Gründen bedeutsam. Möglicherweise wird an dieser Stelle die Verbindung mit verschiedenen, auf das Adenylatcyclasesystem einwirkenden Hormonen hergestellt. Auch die Wirkung und Einordnung Beta-Rezeptoren-bindender Pharmaka in Agonisten, partielle Agonisten und Antagonisten mag hier begründet sein. Außerdem scheinen manche Gifte, wie z. B. das Choleratoxin, an diesem Guanylnukleotidbindungsprotein anzugreifen [24].

Für Herzglykosidrezeptoren in menschlichen Herzmuskelzellmembranen konnte nachgewiesen werden, daß ein stöchiometrisches Verhältnis zwischen der Zahl der besetzten Rezeptoren und dem Ausmaß der Hemmung der Na^+/K^+-ATPase-Aktivität besteht [21]. Am Beta-Rezeptoren-gekoppelten Adenylatcyclasesystem hingegen zeigt sich sowohl eine variable Koppelung zwischen dem Ausmaß der Agonist-Rezeptor-Bindung und der Menge des produzierten cAMP, die noch dazu von der Guanylnukleotidkonzentration abhängt, als auch eine von Substanz zu Substanz und von Gewebe zu Gewebe unterschiedliche Verknüpfung der beiden gemessenen Parameter [19, 44, 85].
Somit ergibt sich, daß das einfache Schema der beta-adrenergen Stimulatoren-

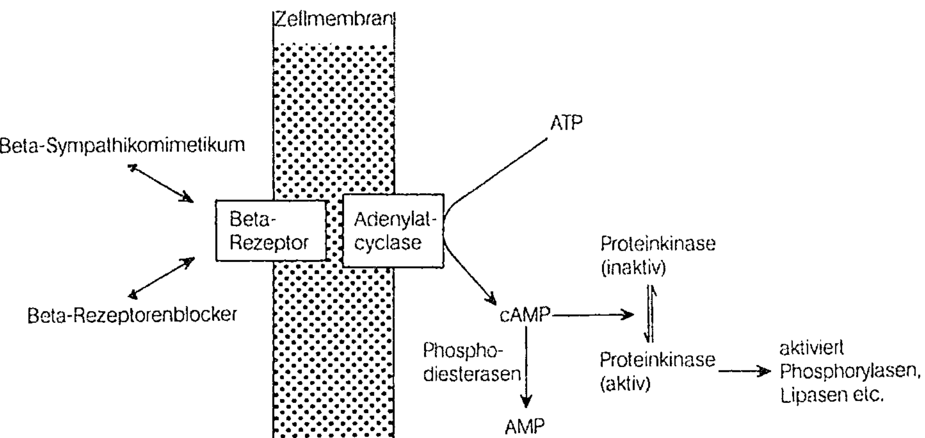

Abb. 3. Schematische der beta-adrenergen Agonisten- bzw. Antagonistenwirkung

und Blockerwirkung (Abb. 3) prinzipiell experimentell bestätigt wurde. Demnach führt die Beta-Rezeptorbindung eines Agonisten zu einer Konformationsänderung des Rezeptorproteins, die nach der Bindung des Beta-Rezeptorenblockers offensichtlich ausbleibt, und stimuliert die Adenylatcyclase – abhängig im Ausmaß auch vom Guanylnukleotidgehalt des Koppelungsproteins –, was zu einer Erhöhung des intrazellulären cAMP führt. Dieses ist dann für die weiteren Schritte der Hormonwirkung als „second messenger" verantwortlich.
Einige Pharmaka mit experimentell belegtem Angriffspunkt an diesem System können beides, die Wirkung seiner Agonisten hemmen und doch selbst zu einer gewissen cAMP-Erhöhung führen. Diese partiell agonistische Wirkung ist bei den Beta-Rezeptorenblockern mit sympathikomimetischer Eigenwirkung oder „intrinsic activity" gefunden worden (s. S. 11).

Wirkungen der Beta-Rezeptorenblocker

Die pharmakologischen Effekte der Beta-Rezeptorenblocker an den verschiedenen Organen ergeben sich vorwiegend, aber nicht ausschließlich durch die Ausschaltung des stimulierenden Einflusses des Sympathikus. Da die therapeutisch erwünschten Wirkungen bei der Hypertonie, der Angina pectoris und den Rhythmusstörungen wahrscheinlich weitgehend durch den Angriffspunkt an den Beta-Rezeptoren vermittelt werden, stehen die Herzwirkungen ganz im Vordergrund des Interesses. So senken Beta-Rezeptorenblocker die Herzfrequenz, die Erregbarkeit und die Erregungsleitung im AV-Knoten, reduzieren die maximale Kontraktionskraft und senken den Sauerstoffverbrauch des Herzens. Das Herzminutenvolumen ist vermindert. Da wie schon betont (s. S. 3) keine absolute Spezifität der Beta-Rezeptoren in verschiedenen Organen be-

Tabelle 2. Wirkungen der Agonisten und Antagonisten an Beta-$_1$- und Beta$_2$-Rezeptoren

Beta$_1$-Rezeptor	Wirkung	
	Agonist	Antagonist
Herz	↑ Frequenz ↑ Kontraktionskraft ↑ Leitungsgeschwindigkeit	↓ ↓ ↓
Präsynaptische, sympathische Nervenendigung	↑ Noradrenalinfreisetzung	↓
Beta$_2$-Rezeptor		
Gefäße Bronchialsystem Uterus	↓ Tonus der glatten Muskulatur	↑
Stoffwechsel (Leber, Fettgewebe, Skeletmuskel)	↑ Lipolyse, Glykogenolyse	↓

steht, sondern nur ein Überwiegen der Beta$_1$-Rezeptoren im Herzen oder der Beta$_2$-Rezeptoren in der glatten Muskulatur, und da andererseits auch die sog. selektiven Beta-Rezeptorenblocker lediglich eine höhere, aber keine ausschließliche Affinität zu der jeweiligen Rezeptorart haben, werden immer auch andere Organe nach Gabe dieser Substanzen mitbetroffen. So nimmt der Tonus der glatten Muskulatur im Bronchialsystem ebenso wie in einigen Gefäßen zu, und über die Hemmung präsynaptischer Beta-Rezeptoren an den noradrenergen Nervenendigungen kommt es zu einer verminderten nervalen Freisetzung von Noradrenalin. Dadurch wird die antiadrenerge Wirksamkeit einer Blockade der postsynaptischen Beta-Rezeptoren noch verstärkt [45], (Tabelle 2).

Eine Hemmung der Reninfreisetzung soll für die antihypertensive Wirkung keine Bedeutung haben, da sie auch nicht allen Beta-Rezeptorenblockern mit Blutdruckwirkung gleichermaßen eigen ist [46]. Nach chronischer Gabe senken Beta-Rezeptorenblocker den peripheren Gefäßwiderstand. Diese Wirkung soll durch einen Adaptationsprozeß bedingt sein, bei dem die experimentell beobachtete Zunahme an funktionellen Beta-Rezeptor-Adenylatcycklase-Einheiten nach Beta-Rezeptorenblockergabe eine Rolle spielen kann (s. S. 12). Auch eine Adaption des ZNS oder der Barorezeptoren an die ständig erniedrigte Herzfrequenz und das verminderte Herzminutenvolumen wird diskutiert [34]. Letztlich ist dieses Phänomen jedoch noch ungeklärt. Da die Erniedrigung des peripheren Gefäßwiderstandes erst mit einer gewissen Latenz (bis zu mehreren Wochen) nach regelmäßiger Medikamenteneinnahme einsetzt und noch längere Zeit nach Unterbrechung der Therapie persistiert [47], müssen derartige adaptive Mechanismen angenommen werden. Auch nach der chronischen Gabe von Guanethidin wurde eine Zunahme der funktionellen Beta-Rezeptor-Adenylatcyclase-Einheiten im Herzen gefunden [103].

Die meist unerwünschten Wirkungen der Beta-Sympathikolytika über die Beta$_2$-Rezeptorenblockade an der glatten Bronchialmuskulatur und den Mastzellen, wo eine Zunahme der Freisetzung von Mediatorsubstanzen für die Bronchokonstriktion beschrieben wurde [48], können zu Asthma bronchiale-Symptomen führen. Die Gabe von Beta$_1$-Rezeptoren-selektiven („kardioselektiven") Blockern (Metoprolol, Atenolol etc.) führt zwar zu geringerer Atemwegsobstruktion, kann aber – besonders in höheren Konzentrationen – die gleichen Symptome hervorrufen [49]. In diesen Fällen (z. B. Überdosierung) kann durch die Gabe eines Beta$_2$-Rezeptorenstimulators (z. B. Salbutamol) die Bronchokonstriktion aufgehoben werden.
Bei der Therapie der kardiodepressiven Wirkung der Beta-Rezeptorenblockade empfiehlt sich im akuten Fall die Gabe von Glucagon, welches ebenfalls, aber unabhängig vom Beta-Rezeptor, die Adenylatcyclase stimuliert und positiv-inotrop wirkt [50], ebenso wie die Gabe von Orciprenalin [51]. Herzglykoside wirken der herabgesetzten Kontraktilität, die in einigen Fällen zur Herzinsuffizienz führen kann, entgegen. Dabei addieren sich aber die verzögernden Wirkungen auf die AV-Überleitung. Wenn Beta-Rezeptorenblocker durch die verlangsamte AV-Überleitungsgeschwindigkeit zu Bradykardie und Rhythmusstörungen geführt haben, empfiehlt sich als Soforttherapie die Applikation von Atropin.
Die gelegentlich beobachtete hypoglykämische Wirkung der Beta-Rezeptorenblocker (durch Hemmung der adrenalinstimulierten Glykogenolyse) wird außerdem maskiert, da auch die dem hypoglykämischen Schock vorausgehenden Symptome (wie z. B. Tachykardie) als adrenalinbedingte Effekte ebenfalls unterdrückt werden [29]. Bei chronischer Gabe von Alprenolol wurde allerdings kein Einfluß auf die Glucosekonzentration im Blut, den Glucosetoleranztest oder die Insulinsekretion gefunden [52].
Eine ganze Reihe der Wirkungen von Beta-Sympathikolytika ist zwar unerwünscht, sind im eigentlichen Sinne aber keine Nebenwirkungen, da sie sich aus der Blockade der Beta-Rezeptoren in verschiedenen Organen – insbesondere bei hoher Dosierung – zwangsläufig ergeben, wie die verminderte Hautdurchblutung, zerebrale Symptome, Abnahme der Beta-Rezeptoren-vermittelten stimulierenden Einflüsse auf das Herz, Bronchialobstruktion, Hypoglykämie oder Senkung des Triglyceridspiegels. Practolol hingegen wurde aus dem Handel gezogen, weil es unabhängig von diesen Wirkungen fibrotische Prozesse an Augen und im Peritonealraum hervorrief [34]. Nach Propanololgabe ist ein Anstieg der Eosinophilen beschrieben worden [53].
Außer den oben beschriebenen spezifischen Wirkungen auf die Beta-Rezeptoren und die Adenylatcyclase haben einige Beta-Rezeptorenblocker noch eine ausgeprägte membranstabilisierende, lokalanästhetische Wirkung. Diese ist bei den (+)- und (−)-Stereoisomeren gleich [54]. Die lokalanästhetische Potenz von Propanolol soll der von Lidocain entsprechen, während Oxprenolol nur etwa 50% und Sotalol sowie Practolol keinen derartigen Effekt haben [55]. Diese lokalanästhetische Wirkung soll keine therapeutische Bedeutung haben, da sie erst bei extrem hohen Konzentrationen auftritt, die im allgemeinen beim Menschen nicht erreicht werden. Bei experimentellen Untersuchungen werden zu deren Nachweis meist Konzentrationen von 10^{-5} mol/l (≈ 3 μ/ml) Propano-

Tabelle 3. Intrinsische Aktivität und kardiodepressive Wirkung einiger Beta-Rezeptorenblocker (nach [34, 58, 83])

Beta-Rezeptorenblocker	Intrinsische Aktivität	Kardiodepressive Wirkung	Relative Wirkstärke
Pindolol	+++	−	6–10
Practolol	++	−	0,1–0,3
Atenolol	−	−	0,8–1
Alprenolol	++	+	0,3–1
Propranolol	−	+++	1
Acebutolol	++	−	0,2

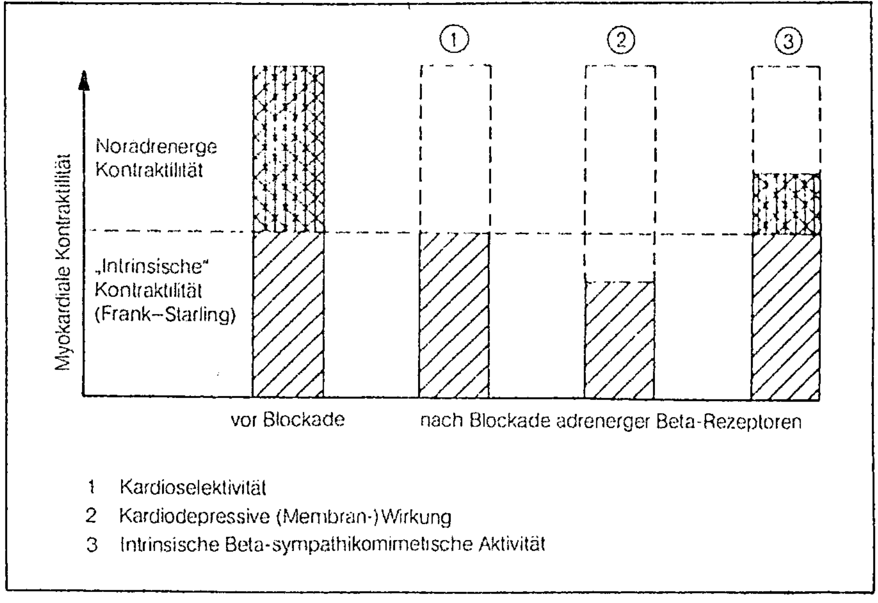

Abb. 4. Wirkungsqualitäten von Beta-Rezeptorenblockern (schematisch) am Herzen (aus Palm [34])

lol oder entsprechender Substanzen verwendet. Im Serum hingegen werden selbst initial selten Konzentrationen von $2 \cdot 10^{-6}$ mol/l ($\approx$ 0,6 µg/ml) erreicht [56]. Nach der oralen Gabe von 40 bzw. 80 mg Propanolol werden maximale Plasmaspiegel von 0,03 bzw. 0,5 µg/ml nach 2–4 Std gemessen [56, 57]. Ebenfalls unabhängig von der spezifischen beta-blockierenden Wirkung ist einigen Substanzen dieser Gruppe (Propranolol, Alprenolol) ein ausgeprägter kardiodepressiver Effekt zu eigen, der auch an reserpinisierten Tieren zu einer Abnahme des Herzminutenvolumens und der Kontraktilität führt [58] (Tabelle 3). Auch dieser Effekt wird erst bei extrem hohen Konzentrationen nachgewiesen, die um das 50–100fache über den Konzentrationen liegen, die zur maximalen antiadrenergen (spezifischen) Wirkung notwendig sind [34]. Diese negativ-inotrope Wirkung kann auch (z. B. bei Alprenolol) zusammen mit der intrinsischen Aktivität vorkommen (Abb. 4).

Sympathikomimetische Eigenwirkung von beta-adrenergen Rezeptorenblockern

Einige Substanzen, wie Pindolol, Alprenolol, Practolol, Acebutolol oder Oxprenolol, stimulieren die Adenylatcyclase konzentrationsabhängig, obwohl sie gleichzeitig die Wirkung der Sympathikomimetika (z. B. Isoprenalin) hemmen [59].
Am reserpinisierten Tier erhöhen sie die Herzfrequenz [60]. Andererseits haben sie deutliche antagonistische Eigenschaften und hemmen den Isoprenalineffekt kompetitiv. Propanolol und Atenolol z. B. haben keine derartige „intrinsische", sympathikomimetische Eigenwirkung oder partiell agonistische Wirkung, sie führen am reserpinisierten Tier zu keiner Frequenzzunahme (Abb. 5).
Es scheint so, als ob diese im wesentlichen lediglich unter Laborbedingungen festgestellte partielle Agonistenwirkung unter klinischen Bedingungen keine Bedeutung hat [34]. Andererseits soll Pindolol mit einem ausgeprägten dosisab-

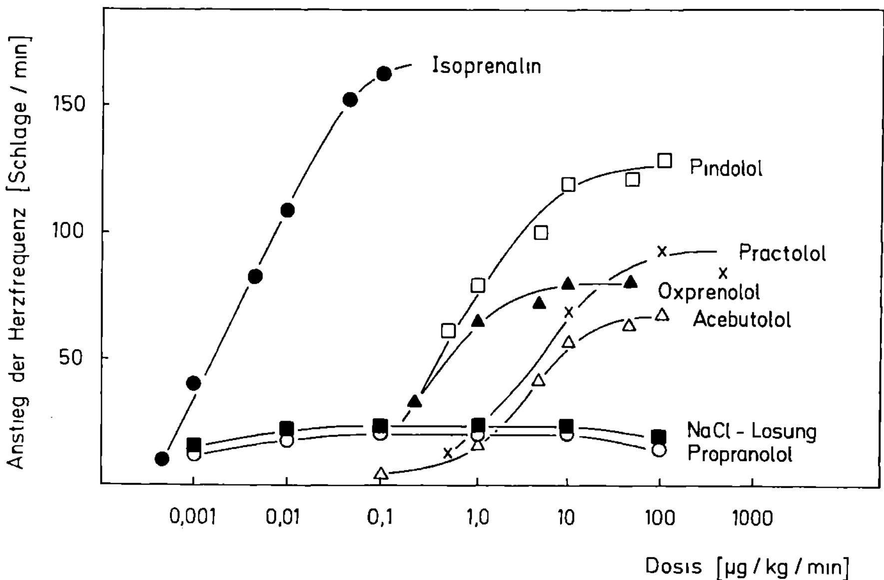

Abb. 5. Der partiell agonistische Effekt einiger Beta-Rezeptorenblocker. An reserpinisierten Ratten wurden Agonisten (Isoprenalin) und Antagonisten (Beta-Rezeptorenblocker) infundiert. Sie führen konzentrationsabhängig zu einem Anstieg der Herzfrequenz. Die Reihenfolge dieser nur am Versuchstier feststellbaren Wirkung ist: Pindolol > Practolol > Oxprenolol > Acebutolol. Propanolol und Atenolol haben diese Wirkung nicht (nach [60])

hängigen, intrinsischen, sympathikomimetischen Effekt, besonders in höherer Dosierung geringere therapeutische Wirkung bei der Angina pectoris zeigen [61], und diese Gruppe von Beta-Rezeptorenblockern fördert auch nicht die Umwandlung von T_4 in „reverse" T_3 [62]. Acebutolol mit deutlich geringerer intrinsischer Eigenaktivität soll die Herzfrequenz weniger stark verlangsamen als Propranolol z. B.. Somit sollen sie sich nicht so gut zur therapeutischen Beeinflussung der Hyperthyreose eignen. Mit diesen Ausnahmen vielleicht sind die eher geringen, nur unter experimentellen Bedingungen feststellbaren, partiell agonistischen Wirkungen einiger Beta-Rezeptorenblocker klinisch jedoch nicht nachweisbar und deshalb weitgehend irrelevant für die Therapie.

Desensibilisierung von Beta-Rezeptoren

Die Beta-Rezeptoren an Vogel- oder Froscherythrozyten sind experimentell (durch Bindungsstudien mit radioaktiv markierten Agonisten und Antagonisten sowie durch Bestimmung der Adenylatcyclaseaktivität) am besten zugänglich und haben deshalb als Modell für eine Reihe von pharmakologisch-biochemischen Untersuchungen gedient. Interessanterweise hat sich an diesen roten Blutzellen nachweisen lassen, daß nach Vorinkubation mit Katecholaminen (z. B. Isoproterenol) die Zahl der Beta-Rezeptoren deutlich abnahm [63]. Dieser „Desensibilisierungseffekt" war abhängig von der Agonistenkonzentration und deren Einwirkungsdauer und konnte sowohl in vitro als auch in vivo nach Katecholamininjektionen nachgewiesen werden [18]. Diese Befunde an Erythrozyten sind auch an anderen Organen und Spezies bestätigt worden [19, 64–66]. Da auch die Adenylatcyclaseaktivität und das intrazelluläre cAMP dabei vermindert waren, muß angenommen werden, daß allgemein eine hohe oder anhaltende Katecholaminexposition zu einer Reduktion der funktionellen Beta-Rezeptor-Adenylatcyclase-Systeme führt und dadurch zu einem verminderten Katecholamineffekt. In den oben geschilderten Versuchen bewirkte eine zweite Inkubation mit einem Beta-Rezeptorenblocker regelmäßig eine Zunahme und sogar Wiederherstellung der meßbaren Beta-Rezeptoren [66]. Auch bei asthmatischen Patienten und Kontrollpersonen mit chronischer Einnahme von Sympathikomimetika (Terbutalin) ist eine Abnahme der Beta-Rezeptoren an den Lymphozyten nachgewiesen worden [104]. Nach Unterbrechen der Therapie kam es wieder zu einem Anstieg der meßbaren Rezeptoreinheiten.

Diese Grundlagenversuche haben auch zu einer interessanten, teilweise experimentell abgesicherten Hypothese zur Erklärung der therapeutischen Wirkung von Beta-Rezeptorenblockern bei der essentiellen Hypertonie geführt [67]. Eine initial hohe Katecholaminkonzentration (Noradrenalin, Adrenalin) soll zu einer Alpha-Rezeptoren-vermittelten Erhöhung des peripheren Gefäßwiderstandes und außerdem zu einer Desensibilisierung der Beta-Rezeptoren und der Adenylatcyclase führen. Auch die in späteren Stadien als normal gemessene Katecholaminkonzentration [68] reicht dann aus, um durch Erregung der glatten Gefäßmuskelzellen (Alpha-Rezeptoren) den peripheren Widerstand erhöht zu halten und die Beta-Rezeptoren desensibilisiert zu lassen. Tatsächlich wurden bei experimenteller, akuter, neurogener Hypertonie durch Zerstörung des Nucleus tractus solitarii der Ratte eine verminderte Adenylatcyclaseaktivität und erniedrigte cAMP-Konzentrationen im Herzen und in der Aorta gemessen [69]. Die therapeutische Applikation von Beta-Rezeptorenblockern bewirkte dann eine Regeneration (Zunahme) der Beta-Rezeptor-Adenylatcyclase-Einheiten und damit eine Empfindlichkeitssteigerung des Systems mit Gefäßwiderstandserniedrigung. Auch durch zusätzliche Vermittlung anderer stimulierter Rezeptoren (PGE$_2$-, Dopamin- oder Histaminrezeptoren) soll dann die durch Alpha-Rezeptoren ausgelöste Gefäßkontraktion antagonisiert werden.

Mit dieser Hypothese wäre erklärt, daß die antihypertensive Wirkung der Beta-Rezeptorenblocker mit einer gewissen Verzögerung einsetzt und primär durch Senkung des peripheren Widerstands zustande kommt. Außerdem wird dazu nur die spezifisch beta-blockierende Wirkung der Substanz notwendig, nicht der unspezifische, membranstabilisierende Effekt, der auch den unwirksamen (+)-Stereoisomeren eigen ist. Man könnte sich auch vorstellen, daß Beta-Sympathikolytika mit langer Halbwertzeit und hoher Affinität zu den Bindungsstellen in dieser Beziehung vorteilhaft wären [68]. Ein zentraler, eventuell zusätzlicher Angriffspunkt an adrenergen Neuronen der kardiovaskulären Regulationszentren bei der therapeutischen antihypertensiven Wirkung kann aber bei dem jetzigen Stand der Erkenntnis nicht ausgeschlossen werden [68], da die Gabe in die Zerebrospinalflüssigkeit bei Katzen und Kaninchen den Blutdruck sicher zu senken vermag und intrazerebral auch bei oraler Gabe ähnlich hohe Gewebskonzentrationen gefunden werden [70].

Außerdem wird aus diesen Grundlagenversuchen aber auch verständlich, daß nach langdauernder Therapie mit Beta-Rezeptorenblockern nicht abrupt die Medikation unterbrochen werden soll. Wegen der höheren Empfindlichkeit des Beta-Rezeptor-Adenylatcyclase-Systems durch eine Zunahme der funktionellen Beta-Rezeptoren unter der Therapie mit Beta-Sympathikolytika kann es danach trotz im Normbereich liegender Katecholaminspiegel zu einer vermehrten Stimulation dieses Systems mit übermäßiger Herzfrequenzzunahme und erhöhtem Sauerstoffverbrauch kommen. Myokardinfarkte nach plötzlichem Absetzen von Beta-Rezeptorenblockern sind beschrieben worden [71, 84].

Negativ-kooperativer Effekt an Beta-Rezeptoren

An isolierten Membranen nimmt mit steigender Konzentration der beta-blokkierenden Pharmaka im Inkubationsmedium die Bindungsaffinität kontinuierlich ab. Dieses Phänomen wird als negativ-kooperatives Verhalten bezeichnet und ist von mehreren Arbeitsgruppen experimentell nachgewiesen worden [72–74, 86]. Es wird angenommen, daß der gebildete Pharmakon-Rezeptor-Komplex die Zellmembranstruktur bzw. den Konformationszustand der anderen Membranproteine (Rezeptoren) derart beeinflußt, daß eine niedrigere Affinität zum Pharmakon resultiert. Durch diesen Mechanismus wird bei niedrigen Hormon- oder Pharmakonkonzentrationen eine hohe Bindungsaffinität und damit ein sehr sensibles System gewährleistet. Bei sehr hohen Katecholaminkonzentrationen scheint durch die dann erniedrigte Rezeptoraffinität gewissermaßen ein Schutz vor langdauernder Maximalstimulation mit Verlust der Regelungsfunktion zu bestehen [75].

Offensichtlich dient der negativ-kooperative Effekt zur Anpassung der Adenylatcyclaseaktivität an akute, überschießende Erhöhung der Katecholaminkonzentrationen, während bei chronischen Erhöhungen der Desensibilisierungseffekt (Abnahme an funktionellen Adenylatcyclose-Receptor-Einheiten) an Bedeutung gewinnt.

Pharmakokinetische Eigenschaften der Beta-Sympathikolytika

Die pharmakokinetischen Parameter der Beta-Sympathikolytika wie Resorptions-, Eliminationszeiten sowie Art der Elimination sind vorwiegend von der Lipidlöslichkeit der Substanzen abhängig. Die stark lipophilen Beta-Rezeptorenblocker Alprenolol, Oxprenolol und Propranolol werden mit einer Halbwertzeit von etwa 1–3 Std nahezu ausschließlich hepatisch eliminiert. Im Urin findet sich nur eine allerdings große Anzahl von Metaboliten. Bei Patienten mit portokavalem Shunt verlängerte sich für Propranolol die Halbwertzeit auf 18 Std [77].
Nach neueren gaschromatographischen Untersuchungen mit größerer Nachweisgenauigkeit haben sich etwas längere Halbwertzeiten im Serum ergeben. Für Propranolol soll die Halbwertzeit danach etwa 4 Std betragen [56]. Außerdem ist ganz allgemein bei der Angabe von Halbwertzeiten zu berücksichtigen, daß diese meist aus Messungen nach einmaliger Gabe von Pharmaka bestimmt wurden. Bei chronischer Applikation werden – nicht nur bei Beta-Rezeptorenblockern – häufig andere, höhere Werte gemessen.
Die gering lipidlöslichen Beta-Rezeptorenblocker Nadolol, Sotalol und Practolol mit Halbwertzeiten von etwa 6–24 Std werden vorwiegend glomerulär filtriert. Bei niereninsuffizienten Patienten ist dies entsprechend der Kreatin-Clearance ebenso wie bei älteren Personen zu berücksichtigen. Nadolol wird beim Menschen nicht in nennenswertem Umfang metabolisiert, sondern unverändert zu 70% mit den Faezes und zu 30% mit dem Urin ausgeschieden.
Eine Zwischenstellung nehmen Beta-Rezeptorenblocker mit mäßiger Lipophilie wie Acebutolol, Pindolol, Metoprolol und Atenolol ein, die mit Halbwertzeiten um 3–9 Std sowohl durch die Leber als auch durch die Nieren eliminiert werden [76] (Tabelle 4).

Die meisten Beta-Sympathikolytka werden zu 70–90% der oral verabfolgten Dosis resorbiert. Schon nach 1–4 Std werden im Plasma die Maximalkonzentrationen gemessen [34, 68]. Die „Bioverfügbarkeit" dieser Pharmaka als Anteil der oral gegebenen Menge, die nach der Leberpassage im Blut nachweisbar ist, hängt ebenso wie die Elimination stark von der Lipidlöslichkeit ab, die auch die Metabolisierung in der Leber bestimmt. Die Leber „extrahiert" schon bei der ersten Passage (nach oraler Applikation) durch das Portalsystem den größten Teil der Substanzmenge, deshalb sind bei intravenöser Gabe bei den meisten Beta-Rezeptorenblockern erheblich geringere Mengen erforderlich.
Dieser sogenannte „first pass effect", der zudem noch individuell starken, bis zu 20fach unterschiedlichen Schwankungen unterworfen ist und von der Leberdurchblutung abhängt, bedingt Bioverfügbarkeiten von lediglich 10% für Alprenolol, 30% für Propranolol, 40–50% für Atenolol und 70–100% für Acebutolol, Pindolol, Practolol und Sotalol [34, 79]. Die Serumkonzentrationen stehen außerdem, wohl auch wegen der starken interindividuellen Streuung dieser Werte in keinem regelhaften Verhältnis zur oralen Dosierung. Dagegen soll die Wirkstärke dieser Pharmaka mit dem Logarithmus der Pharmakonzentration

Tabelle 4. Halbwertzeiten im Serum einiger Beta-Rezeptorenblocker

Beta-Rezeptorenblocker	Halbwertzeit [Std]
Acebutolol (Prent, Neptall)	6–8
Alprenolol (Aptin)	2–3
Atenolol (Tenormin)	6–9
Bunitrolol (Stresson)	1–2
Bupranolol (Betadrenol)	2–4
Methypranol (Disorat)	4–5
Metoprolol (Beloc, Lopressor)	3–4
Nadolol (Solgol)	20–24
Oxprenolol (Trasicor)	1–3
Pindolol (Visken)	3–4
Practolol (nich im Handel)	6–12
Propanolol (Dociton)	2–4
Sotalol (Sotalex)	6–12
Timolol (Temserin)	4–5
Toliprolol (Doberol, Sinorytmal)	2–3
Trimepranol (Disorat)	4–5

korrelieren (Übersicht bei [34]). Da die Abnahme der Beta-Rezeptorenblok-
kerwirkung einer Reaktionskinetik nullter Ordnung entspricht, die Plasmakonzentration aber exponentiell abfällt, hält der therapeutische Effekt deutlich länger an, als die Substanzen entsprechend den kurzen Halbwertzeiten im Blut
nachweisbar sind. Deshalb haben – wie bei allen stark an hochaffine Rezeptoren
gebundenen Pharmaka – Serumkonzentrationsmessungen, wenn überhaupt, so
nur sehr begrenzte Aussagefähigkeit hinsichtlich der Wirkungsbeurteilung
(s. Abb. 6). Außerdem kann aus der auch durch die Rezeptorhaftung oder
durch die Konformationsänderung des Rezeptor-Adenylatcyclase-Systems bedingten relativ prolongierten Wirkungsdauer der Beta-Rezeptorenblocker auch
ein längeres Dosierungsintervall abgeleitet werden, als es den Halbwertzeiten
entspricht. Für Beta-Sympathikolytika mit längerer Verweildauer im Organismus, wie Atenolol, Acebutolol, Nadolol, Sotalol, wird deshalb sogar eine ein-
malige Gabe pro Tag empfohlen [78], während Propranolol in zwei täglichen
Gaben eine ausreichende antihypertensive Wirkung zeigt [80]. Eine täglich ein-
malige Gabe von Oxprenolol erwies sich hingegen als nicht ausreichend, da der
Blutdruck jeweils gegen Ende der 24-Std-Periode wieder anstieg [81].
Intrazerebral werden nach neueren Untersuchungen [70] wohl fast alle Beta-
Rezeptorenblocker nachgewiesen, wenn auch aufgrund der unterschiedlichen
Lipophilie die Äquilibrierungszeiten verschieden sind. Die Konzentrationen in
den Hirnarealen sind unterschiedlich hoch, ohne daß Schlußfolgerungen daraus
bislang zu ziehen sind. Zerebrale Nebenwirkungen, wie visuelle Halluzinatio-
nen, belastende Träume oder Lethargie, wurden ebenso berichtet [82] wie erwünschte therapeutische Wirkungen bei Patienten mit Angstsymptomatik [95].
Da aber mehr die somatischen Symptome als die psychischen Anteile der Angst
beeinflußbar scheinen, bleibt unsicher, ob die Beta-Rezeptorenblocker diese
Wirkung an den zentralen Neuronen entfalten.

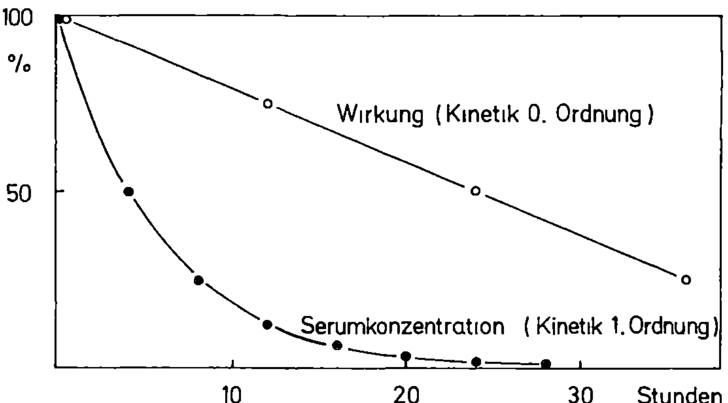

Abb. 6. Schematische Darstellung des Verhaltens von Serumkonzentration und Wirkung von Propranolol. Die Serumkonzentration von Propranolol (●——●) mit einer Halbwertzeit von etwa 4 Std [56] nimmt entsprechend einer Reaktionskinetik 1. Ordnung [34] rasch ab. Demgegenüber sind Propranololeffekte erheblich länger nachzuweisen, da die Wirkung der Beta-Rezeptorenblocker mit einer Reaktionskinetik nullter Ordnung [34] viel langsamer zurückgeht (○——○). Der Anstieg der Herzfrequenz nach Isoprenalininfusion wird nach einmaliger Propranololgabe noch nach über 24 Std unterdrückt [105]. Zu prinzipiell gleichen Ergebnissen kamen McDevitt und Shand [106] bei der Messung der durch Propranolol bedingten Hemmung der Belastungstachykardie und der Propranololkonzentrationen im Serum. Sie fanden allerdings allgemein kürzere Halbwertzeiten

Pharmakodynamische Gesichtspunkte bei der Therapie mit Beta-Sympathikolytika

Die therapeutisch erwünschte Wirkung der Beta-Rezeptorenblocker ist unter anderem von einer Reihe von Faktoren abhängig (Resorption, Bioverfügbarkeit, Metabolisierung, Elimination etc.), die teilweise erheblichen individuellen Schwankungen unterworfen sind [34]. Nach neueren Untersuchungen muß man aber zusätzlich zu diesen wechselnden pharmakokinetischen Parametern bei verschiedenen Patienten auch Änderungen des Beta-Rezeptor-Adenylatcyclase-Systems, also unterschiedliche Wirkorteigenschaften bei einigen Krankheiten oder Zuständen annehmen. So haben Conolly und Greenacre [87] bei Patienten mit chronischem Asthma bronchiale und hohem Verbrauch an Beta$_2$-Sympathikomimetika eine deutlich verminderte Stimulierbarkeit der Adenylatcyclase mit erniedrigtem cAMP in den Lymphozyten gemessen. Diese reduzierte Ansprechbarkeit des Adenylatcyclase-Systems ist höchstwahrscheinlich auf eine Abnahme der funktionellen Beta-Rezeptoren durch den oben (s. S. 12) beschriebenen Desensibilisierungsprozeß zurückzuführen.
Nach experimenteller Applikation von Schilddrüsenhormonen haben mehrere Arbeitsgruppen eine ausgeprägte Zunahme von Beta-Rezeptoren im Rattenherzen [32, 88–90] gemessen. Dieser Effekt wurde in Zusammenhang gebracht mit manchen Symptomen der hyperthyreoten Stoffwechsellage, aber auch mit der hohen Erfolgsrate einer beta-sympathikolytischen Therapie bei diesen Pa-

tienten [62, 89, 90, 91]. Die meisten Symptome der Krankheit, wie Nervosität, Ruhelosigkeit, Tremor, Schwitzen, aber auch die Kreislaufsymptome sind auf das stimulierte adrenerge System zurückzuführen und können tatsächlich auch durch den Antagonisten (z. B. Propranolol) weitgehend behoben werden [62, 91]. Sogar die mit der Hyperthyreose einhergehende Myopathie soll auf die Beta-Rezeptorenblockertherapie ansprechen [92]. Wahrscheinlich bewirkt die Blockade der zwar in ihrer Anzahl vermehrten, in ihrer Affinität zum Pharmakon aber unverändert gebliebenen [32, 89] Beta-Rezeptoren und damit die Abnahme der erhöhten Adenylatcyclaseaktivität diesen günstigen Effekt. Bei hypothyreoten Tieren hat man eine deutliche Abnahme der funktionellen Beta-Rezeptoren gemessen [88]. Damit wird die erhöhte Empfindlichkeit der Patienten mit Hypothyreose gegenüber einer Beta-Rezeptorenblockertherapie verständlich.

Nach den Untersuchungen von Kunos [31, 88] nehmen die Beta-Rezeptoren und die gekoppelte Adenylatcyclase bei der Hyperthyreose auf Kosten der Alpha-Rezeptoren zu, während bei experimenteller Hypo- bzw. Athyreose die Alpha-Rezeptoren auf Kosten der Beta-Rezeptoren an Zahl zunehmen. Diesen bislang noch unbestätigten Befunden entsprechend besteht ein stoffwechselabhängiges Gleichgewicht der adrenergen Rezeptoren in der Zellmembran.

Im Alter nehmen die Beta-Rezeptoren, gemessen an isolierten Lymphozyten, signifikant ab (etwa 14000/Zelle bei 20–30jährigen und 8000/Zelle bei 60–80jährigen Probanden) [93]. Es ist zu vermuten, daß weitere Untersuchungen dieser Art krankheits- oder altersbedingte Änderungen [94] von Membran- oder Rezeptorfunktionen zeigen werden. Bei einer Reihe von Hormonen oder Pharmaka sind Affinitäts- bzw. Mengenänderungen ihrer Rezeptoren als regulatorische Funktionen nachgewiesen worden [18, 32, 64, 69, 96–102]. Sicherlich sind eine große Anzahl von Über- oder Unempfindlichkeiten gegenüber spezifischen Pharmaka oder Hormonen bei manchen Krankheiten durch derartige Änderungen der Zahl bzw. der Eigenschaften ihrer primären Wirkorte bedingt.

Die genaue Kenntnis derartiger pathophysiologischer Zusammenhänge ist zur Diagnostik und differentialtherapeutischen Behandlung von Kranken notwendig. Neuere Erkenntnisse dieser molekularpharmakologischen Mechanismen dienen der Beurteilung und Erklärung von Hormon- und Pharmakonwirkungen sowie deren Nebenwirkungen bei Patienten.

Literatur s. S. 105

2. Koronare Herzkrankheit

H.-D. Bolte

Beta-Rezeptorenblocker sind im Laufe der vergangenen 10 Jahre zum festen Bestandteil in der medikamentösen Behandlung der koronaren Herzerkrankung geworden. Die Anwendung dieser Substanzen zielt wesentlich darauf ab, den Sauerstoffbedarf (Tabelle 1) des Herzens herabzusetzen, um auf diese Weise die Pathogenese der Koronarinsuffizienz zu beeinflussen.

Die Koronarinsuffizienz ergibt sich aus einem Mißverhältnis zwischen Sauerstoffangebot und -bedarf, das eine Störung von Kontraktion und Relaxation zur Folge hat. Auf diese Weise kommt es zur Erhöhung der myokardialen Komponente des koronaren Widerstandes, wodurch das Sauerstoffangebot an das Herz weiter vermindert wird. Die Abnahme des Sauerstoffbedarfes wird durch Beta-Rezeptorenblocker in vielfältiger Weise erreicht, z. B. durch eine Reduktion der Herzfrequenz, insbesondere bei Belastung, eine Reduktion der Katecholamin-bedingten Komponente der myokardialen Kraftentwicklung, eine Reduktion des arteriellen Blutdruckes, besonders unter Belastungsbedingungen. Aber auch unter Ruhebedingungen ist nach Injektion von z. B. 5 mg Propranolol bei Nicht-Herzkranken eine Reduktion des Herzindex (Herzzeitvolumen/m² Körperoberfläche) um etwa 15% nachzuweisen. Ventrikulographisch findet sich dabei eine geringe Zunahme der enddiastolischen kontrastierenden Ventrikelareale, rechnerisch entsprechend einer Zunahme des enddiastolischen Volumens (Abb. 1) [2].

Die, ausgehend vom Propranolol, entwickelten zahlreichen Beta-Rezeptorenblocker (es sind etwa 20 kommerziell verfügbar) unterscheiden sich nur unwesentlich hinsichtlich der erwünschten therapeutischen Wirkungen. Dagegen haben im Vergleich zum Propranolol neuere Beta-Rezeptorenblocker eine höhere Kardioselektivität, sowie z. T. eine verlangsamte Eliminationskinetik, die eine möglichst gleichbleibende Wirkungsstärke bei nur einmal-täglicher Tablettenzufuhr (z. B. Atenolol, Sotalol) gewährleisten soll. Außerdem unterscheiden sich die einzelnen beta-sympathikolytischen Substanzen hinsichtlich einer begleitenden kardiodepressiven Membranwirkung, die beim Propranolol und Alprenolol

Tabelle 1. Faktoren, die den myokardialen Sauerstoffverbrauch steigern

1. Erhöhte Kontraktilität
2. Erhöhte myokardiale Wandspannung, beeinflußt durch systolischen Blutdruck, Muskelmasse des Ventrikels, Dilatation des Ventrikels
3. Erhöhte Herzfrequenz
4. Erhöhte linksventrikuläre Austreibungszeit
5. Erhöhtes Schlagvolumen

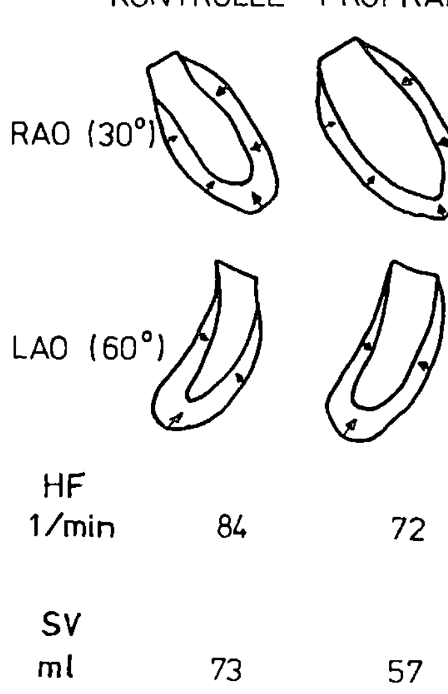

Abb. 1. Schematische Darstellung der Ventrikelkonturen im linksventrikulären Angiogramm, enddiastolisch und endsystolisch, jeweils in rechtsanteriorer (RAO) und linksanteriorer (LAO) Projektion. Unter dem Einfluß von Propranolol nimmt die Größe des linken Ventrikels zu und wird von einer Abnahme der Herzfrequenz und des Schlagvolumens begleitet

relativ am stärksten ausgeprägt ist, und hinsichtlich einer sog. intrinsischen Aktivität (beta-sympathikomimetische Wirkung) (s. S. 11).

Die hervorstechende antiadrenerge Wirkung der Beta-Rezeptorenblocker kommt besonders sinnfällig in den niedrigen Konzentrationen zum Ausdruck, die zur Erzielung dieser Wirkung notwendig sind.

In einer tierexperimentellen Untersuchung konnten wir zeigen, daß z. B. Pindolol am isolierten Papillarmuskel des Herzens (Meerschweinchen) erst bei einer Konzentration von 2000 µg/l (2,0 mg/l) eine Reduktion der Kontraktionskraft um etwa 20% gegenüber dem Ausgangswert hervorruft (Abb. 2). Dieser Effekt entspricht der sog. membranstabilisierenden, direkt negativ-inotropen Wirkung. – Wird hingegen durch Isoproterenol in einer Konzentration von 25 µg/l die Kontraktionskraft des Papillarmuskels zuvor gesteigert, dann erzielt eine um den Faktor 100 niedrigere Pindololkonzentration von nur 25 µg/l eine erhebliche Reduktion der Kontraktionskraft um 66% gegenüber dem Ausgangswert. Dieser Effekt entspricht der antiadrenergen Wirkung der Beta-Rezeptorenblocker und kommt den Gegebenheiten beim Patienten, der physiologischerweise bereits unter dem Einfluß einer Katecholaminwirkung steht, nahe. Das bedeutet, daß die Effizienz der Beta-Rezeptorenblockade an das Vorhandensein einer Katecholaminwirkung geknüpft ist. Wie in Abb. 2 außerdem zu erkennen ist, ist die Wirkung von Pindolol unter dem Vorhandensein von Isoproterenol nicht kurzfristig auswaschbar wegen der im Vergleich zu Isoproterenol wesentlich höheren Affinität von Beta-Rezeptorenblockern an das Rezeptorsystem. Im Vergleich dazu ist auch zu verstehen, daß beim nicht mit Isoproterenol vorbehandelten Herzmuskel die membranstabilisierende Wirkung auswaschbar ist.

Um die klinisch-therapeutische Effizienz von Beta-Rezeptorenblockern auf kardiale Funktionen beim Menschen zu objektivieren, stehen z. T. einfache Methoden zur Verfügung: Feststellung der Herzfrequenz in Ruhe und bei Belastung; Verminderung der Häufigkeit von Angina pectoris-Anfällen; Steigerung der Belastungstoleranz mittels ergometrischer Verfahren; Abnahme des arteriellen Blutdruckes unter Belastungsbedingungen, ferner die Reduktion einer

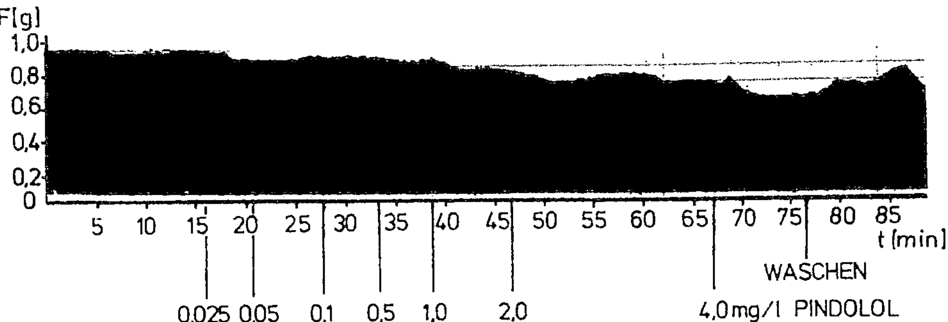

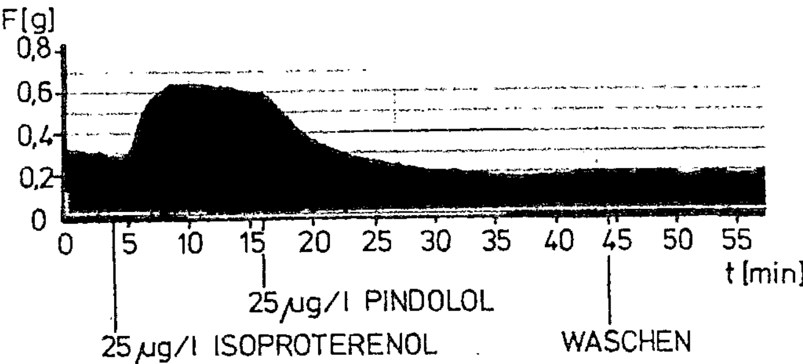

Abb. 2. Originalregistrierung der maximalen Kontraktionskraft bei isometrischer Anordnung unter dem Einfluß von Pindolol in Abhängigkeit von unterschiedlichen Konzentrationen im Inkubationsmedium (isolierter Papillarmuskel*). In der oberen Registrierung findet sich eine Reduktion der maximalen Kontraktionskraft erst bei einer Konzentration von 2000 µg/l um einen Betrag von etwa *20%* gegenüber dem Kontrollwert. Im Vergleich dazu bewirkt eine Konzentration von 25 µg/l Pindolol eine Reduktion der Isoproterenol-gesteigerten Kontraktionskraft um *66%* gegenüber dem Ausgangswert, nämlich von 0,6 g auf 0,2 g [33].(Einzelheiten im Text)

* Meerschweinchenherz, rechter Ventrikel

durch Isoproterenol experimentell gesteigerten Herzfrequenz. Letzteres Verfahren erlaubt die Gewinnung von Dosis-Wirkungs-Kurven. Außerdem sind durch invasive Untersuchungsmethoden eine Reduktion der maximalen Druckanstiegsgeschwindigkeit im linken Ventrikel sowie eine Abnahme regionaler Kontraktionsstörungen des Ventrikelmyokards nachweisbar. Weitere therapeutisch nutzbare Wirkungen siehe Tabelle 2.

Herzrhythmusstörungen werden in unterschiedlicher Weise durch die Anwendung von Beta-Rezeptorenblockern beeinflußt, worauf in dem Beitrag über die Therapie mit Beta-Rezeptorenblockern bei Herzrhythmusstörungen (s. S. 35) näher eingegangen wird; jedoch soll auf die Entwicklung einer pathologischen Bradykardie bei Überdosierung oder Kumulation von Beta-Rezeptorenblockern bereits an dieser Stelle aufmerksam gemacht werden, da eine solche Symptomatik zu weiteren diagnostischen Maßnahmen bzw. zu entsprechenden Dosierungsmodifikationen Anlaß gibt.

Tabelle 2. Therapeutische Wirkungen von Beta-Rezeptorenblockern (↑ Zunahme; ↓ Abnahme)

Angina pectoris	↓
Herzfrequenz in Ruhe und bei Belastung	↓
Herzindex (Herzminutenvolumen)	↓
Arterieller Blutdruck	↓
Linksventrikulärer Füllungsdruck	↓
Myokardialer O_2-Verbrauch	↓
Antiarrhythmische Wirkungen	↑

Angina pectoris

In zahlreichen Studien ist belegt, daß die Häufigkeit von Angina pectoris-Anfällen durch beta-blockierende Substanzen reduziert wird (Schrifttum s. bei [1, 3, 4, 5]). Dabei braucht die klinische Besserung keineswegs regelhaft mit einer Abnahme des arteriellen Blutdrucks einherzugehen. Auch braucht der myokardiale Sauerstoffverbrauch, bezogen auf das ganze Herz, dabei nicht regelhaft abzunehmen.

So wurde kürzlich durch Vorhofstimulation bei 15 von 19 Patienten mit koronarer Herzerkrankung eine Angina pectoris induziert. Nach Injektion von Propranolol in einer Dosis von 0,15 mg/kg Körpergewicht i. v. wurde eine deutlich gebesserte Toleranz der Vorhofstimulation festgestellt, und zwar trat lediglich nur noch bei 9 von 15 Patienten eine Angina pectoris-Symptomatik auf. Dieses Ergebnis wurde begleitet von weniger stark ausgeprägten Senkungen der ST-Strecke, einer geringeren Zunahme des enddiastolischen Drucks und einer ebenfalls geringeren Zunahme der Lactatextraktion, ohne daß dabei Änderungen des Koronarsinus-venösen Flusses oder des myokardialen Sauerstoffverbrauches auftraten. Das heißt also, daß Propranolol eine Erhöhung der Schmerzschwelle bei Angina pectoris bewirkt, auch unabhängig von meßbaren Änderungen des myokardialen Sauerstoffverbrauches des ganzen Herzens [4].

In Übereinstimmung mit zahlreichen Beobachtungen einer erhöhten Belastungstoleranz bei koronarer Herzerkrankung sind für die therapeutische Praxis Beta-Rezeptorenblocker zur Intervallbehandlung der Angina pectoris besonders geeignet. Nitroglycerin und Isosorbiddinitrat sowie andere Nitratpräparate sind zur Soforttherapie der Angina pectoris-Symptomatik unerläßlich. Handelt es sich um Patienten mit leichterer Hypertonie und Angina pectoris, dann ist eine Monotherapie mit einer beta-sympathikolytischen Substanz erfolgversprechend, weil sich auf diese Weise zwei therapeutische Ziele mit dem gleichen Medikament ggf. erreichen lassen, nämlich die Behandlung der Hypertonie und der Angina pectoris. Vorsicht ist geboten bei Patienten mit Sinusbradykardie und bei Angina pectoris durch Coronarspasmen (z. B. bei Prinzmetal Angina pectoris; s. S. 27). In solchen Fällen sind sog. Calzium-Antagonisten (z. B. Nifedipin (Adalat®)) vorzuziehen. – Allgemeine Gesichtspunkte zur medikamentösen Behandlung der Angina pectoris vera siehe Tabelle 3.

Tabelle 3. Medikamentöse Behandlung bei koronarer Herzerkrankung mit stabiler Angina pectoris

---

Nitropräparate
    Nitroglycerin (z. B. Nitrolingual)
      (kurz wirksam; zur Kupierung eines Anfalls)

    Nitrate
      z. B. Isosorbiddinitrat (Isoket)

Beta-Rezeptorenblocker
      z. B. Propranolol (Dociton)
      ferner siehe Tabelle 4.
Bei nicht tolerablen Beta-Rezeptorenblockernebenwirkungen (z. B. pathologische Bradykardie)
und bei Koronarspasmen
      Ca-Antagonisten
      z. B. Nifedipin (Adalat).
Bei klinischen Zeichen der Myokardinsuffizienz
      zusätzlich: herzwirksame Glykoside,
      Saluretika und/oder Aldosteronantagonisten.
Zur Verminderung der linksventrikulären Nachlast:
      z. B. Na-Nitroprussid (Nipruss)
      Hydralazin (Nepresol)
ggf. Antiarrhythmika
ggf. Sedativa

Generell empfiehlt sich zur Vermeidung von Nebenwirkungen eine einschleichende Dosierung, die sich von dem Vorgehen bei Behandlung einer essentiellen Hypertonie mit beta-blockierenden Substanzen unterscheidet. Die Anfangsdosis sollte etwa bei der Hälfte einer mittleren Erhaltungsdosis liegen, z. B. Propranolol (Dociton) 2–3 × 20 mg/Tag. Oxprenolol (Trasicor) 3 × 20 mg/Tag, Atenolol (Tenormin) 25 mg/Tag als Einzeldosis. Bei Präparaten mit verhältnismäßig geringer Halbwertzeit [Oxprenolol (Trasicor), Alprenolol (Aptin)] kann bis zur Erreichung des gewünschten therapeutischen Effektes die Dosis täglich gesteigert werden.

Der kurzen Halbwertzeit von Oxprenolol entspricht bei diesem Beta-Rezeptorenblocker auch eine etwa gleich kurze Wirkhalbwertzeit. Aus diesem Grunde ist dieser Beta-Rezeptorenblocker insbesondere dann zu bevorzugen, wenn aus Gründen der Krankheitsumstände mit einer gesteigerten Empfindlichkeit gegenüber einer Beta-Rezeptorenblockade gerechnet werden muß. Wird nämlich trotz sorgfältigen Vorgehens bei der Anfangsdosierung im Einzelfall eine Überdosierung mit Oxprenolol erreicht, dann ist in kurzer Frist von wenigen Stunden die Symptomatik der unerwünschten Wirkungen abgeklungen. Es kommt hinzu, daß eine Beta-Rezeptorenblockade unter Ruhebedingungen in der Nacht weniger indiziert sein kann, zumal bei Patienten, die ohnehin zu Bradykardie neigen. Auch unter diesen Umständen ist ein Medikament wie Oxprenolol vorzuziehen, dessen therapeutische Effizienz am Beginn des Tages erneut eingesetzt werden kann.

Hingegen sollte bei den neueren Präparaten, wie Atenolol und Sotalol, ein Abstand von 2(–3) Tagen vorgesehen werden, ehe eine Dosierungsänderung vorgenommen wird. Dabei ist zu berücksichtigen, daß letztere Präparate vorwiegend renal eliminiert werden, woraus sich zusätzlich die Gefahr einer Kumulation bei verminderter Nierenfunktion ergibt. So ist eine Halbierung der Dosis ratsam, sofern das Serumkreatinin auf Werte zwischen 1,5 und 2 mg% erhöht ist. Bei höheren Kreatininwerten empfiehlt sich, insbesondere bei Beginn der Behandlung wegen der besseren Steuerbarkeit, eine Bevorzugung von Substanzen, die vorwiegend nicht renal eliminiert werden. Durchschnittliche Dosierungen und allgemeine Richtlinien bei einer Therapie mit Beta-Rezeptorenblockern siehe Tabellen 4 und 5.

Mit Abnahme der Lipidlöslichkeit der beta-sympathikolytischen Substanzen steigt nicht nur ihre Kardioselektivität, sondern auch pharmakokinetische Parameter sind zur Lipophilie der einzelnen Pharmaka korreliert (z. B. Propranolol > Pindolol > Metroprolol > Sotalol). Die Substanzen mit der größeren Lipidlöslichkeit werden vorwiegend hepatisch eliminiert, während diejenigen mit der geringeren Lipophilie vorwiegend glomerulär filtriert werden (Atenolol, Sotalol) (nach [1]).

Tabelle 4. Durchschnittliche Dosierungen von einigen Beta-Rezeptorenblockern bei Angina pectoris (Anfallsprophylaxe und Intervallbehandlung, orale Therapie)

Freiname	Handelsname	Intravenös[a] (Einzeldosis)	Oral
Acebutolol	Prent	12–25 mg	3×tgl. 100–200 mg
Alprenolol	Aptin	5–10 mg	4×tgl. 50 mg
Atenolol	Tenormin		1–2×tgl. 50 mg
Bunitrolol	Stresson		2–3×tgl. 10 mg
Bupranolol	Betadrenol		1–2×tgl. 40 mg
Metoprolol	Beloc		
	Lopresor		2×tgl. 25 (–50) mg
Oxprenolol	Trasicor		3×tgl. 20 (–40) mg
Pindolol	Visken	0,2–0,4 mg	2×tgl. 5 mg
Propranolol	Dociton	1 mg langsam i. v., pro Tag höchstens 10 mg (wache Patienten) bzw. 5 mg (narkotisierte Pat.)	2–3×tgl. 20 mg zu Beginn, dann 3–4×tgl. 40 mg
Nadolol	Solgol		1×tgl. 60 mg
Sotalol	Sotalex		2–3×tgl. 80 mg
Timolol	Temserin		2–3×tgl. 5 mg
Toliprolol	Doberol Sinorytmal		3×tgl. 25–50 mg
Trimepranol	Disorat		2–3×tgl. 10 mg

[a] (langsam, ≈ 10 min) nur bei speziellen Indikationen.

Tabelle 5. Allgemeine Richtlinien bei einer Therapie mit Beta-Rezeptorenblockern

1. Beobachtung der Kontraindikationen
2. Beginn der Behandlung mit niedrigen Einzeldosen (z. B. Propranolol 3 × 10 mg/Tag
3. Steigerung der Dosis schrittweise (1–2 Tage jeweils) bis zur Erzielung der gewünschten therapeutischen Wirkung
4. **Cave: Herzinsuffizienz**
5. **Cave: Bradykardie < 55/min**
6. **Cave: Bronchospasmus**
7. **Cave: Abruptes Absetzen der Medikation**

Die Berücksichtigung von Plasmahalbwertzeiten hat aber im allgemeinen im Vergleich mit anderen Pharmaka (z. B. Antibiotika) eine untergeordnete Bedeutung. Die Wirkung der beta-blockierenden Substanzen wird nämlich durch deren Affinität zum Rezeptorsystem einerseits bestimmt. Das bedeutet, daß die Wirkung persistieren kann, obwohl bereits die Plasmakonzentration wieder abgeklungen ist; siehe Abb. 2. – Außerdem ist der Metabolismus der einzelnen Beta-Rezeptorenblocker hinsichtlich der Metaboliten, die in ähnlicher Weise oder genauso stark wie die Grundsubstanz beta-blockierende Wirkungen besitzen, nicht hinreichend geklärt. Das hat zur Folge, daß sich die Halbwertzeiten der Wirkung von den Halbwertzeiten der Plasmakonzentration erheblich unterscheiden können. So ist beispielsweise für Propranolol hinsichtlich der Abklingbeziehung der Wirkung eine Funktion nullter Ordnung gefunden worden, wohingegen hinsichtlich der Abklingbeziehung der Plasmakonzentration eine Funktion erster Ordnung nachgewiesen wurde (Abb. 6, S. 16 (Kapitel 1)). Das bedeutet für die Praxis:
1. Bevorzugung von Dosierungen, die eben ausreichend sind zur Erzielung des therapeutischen Effektes;
2. sorgfältige Beachtung von Nebenwirkungen unter der Therapie, wodurch ggf. eine Dosismodifikation erforderlich wird;
3. Berücksichtigung von Interaktionen. –
Einzelheiten siehe Kapitel Nebenwirkungen (S. 89ff.). Obwohl zahlreiche vergleichende Untersuchungen, gemessen an der Abnahme der leistungsbezogenen Herzfrequenz und an der ST-Streckensenkung im Belastungs-EKG keine qualitativen Unterschiede der einzelnen Beta-Rezeptorenblocker ergeben haben [6, 7], ist doch zu vermerken, daß nicht in gleicher dosisbezogener Häufigkeit eine Beseitigung der Angina pectoris-Anfälle durch diese Pharmaka möglich war, daß aber Nitroglycerin die Beschwerden deutlich zu lindern bzw. zu beseitigen vermochte.

Propanolol und Nitroglycerin

Die klinische Erfahrung lehrt, daß die kombinierte Anwendung von Beta-Rezeptorenblockern und Nitraten mitunter erhebliche Vorzüge besitzt gegenüber der alleinigen Anwendung dieser Substanzgruppen. – In einer Studie an 27 Patienten erkennt man hierzu eine gute Übereinstimmung. Unter der Anwendung von Propranolol und Nitroglycerin nahm bereits unter Ruhebedingungen die Herzfrequenz ab, ferner wurden der linksventrikuläre enddiastolische Druck sowie der Herzindex und der arterielle Blutdruck in der A. brachialis erniedrigt. Bei sechs Patienten wurde zunächst nach Propranolol allein unter ergometrischer Belastung eine Abnahme der Herzfrequenz, der linksventrikulären Herzarbeit und des arteriellen Blutdrucks registriert. Dabei nahmen der myokardiale Sauerstoffverbrauch sowie die koronare Durchblutung ab. Nach zusätzlicher Gabe von Nitrogylcerin sank der enddiastolische Druck noch weiter, ebenfalls der Herzindex und der myokardiale Sauerstoffverbrauch. Bei ebenfalls zusätzlicher Erniedrigung des Blutdrucks kam es aber wegen der

gleichzeitig vorhandenen Propranololwirkung nicht zu einer Tachykardie, wie sie bei Anwendung bei Nitroglycerin allein gewöhnlich beobachtet wird [8].
Ein anderer Gesichtspunkt dieser Studie, die sich über einen Zeitraum von 3 Jahren erstreckte und die an Patienten mit Angina pectoris vera bei nachgewiesener koronarer Herzerkrankung durchgeführt wurde, ergab: Von 104 Patienten, behandelt mit Propranolol, besserte sich die Symptomatik bei 90. Außerdem sprachen die Untersuchungen für eine verbesserte Überlebensrate in der ersten 2-Jahres-Periode bei mit Propranolol behandelten Patienten im Vergleich zu nicht mit Propranolol behandelten [8].

Propranolol und herzwirksame Glykoside

In fortgeschrittenen Stadien der koronaren Herzkrankheit mit Einschränkung der ventrikulären Pumpfunktion ist die Anwendung von Beta-Rezeptorenblockern riskant. Sind anamnestisch Hinweise für eine Belastungsherzinsuffizienz (Dyspnoe, röntgenologisch Kardiomegalie) gegeben und/oder sind klinische Symptome einer Herzinsuffizienz manifest, dann empfiehlt sich gleich zu Beginn eine zusätzliche Behandlung mit herzwirksamen Glykosiden. Dadurch wird einem Myokardversagen, das durch Beta-Rezeptorenblocker unter diesen Umständen induziert werden kann, vorgebeugt [9, 10].
So führte Propranolol bei 20 Patienten mit koronarangiographisch nachgewiesener koronarer Herzkrankheit zu einer Reduktion der Anfallshäufigkeit von Angina pectoris von 16 auf 7 Anfälle pro Woche. Jedoch war die Belastbarkeit nicht statistisch signifikant gebessert, weil acht dieser Patienten bei pathologischer linksventrikulärer Funktion eine Abnahme der Belastungstoleranz zeigten. Die kombinierte Anwendung von Propranolol und Digoxin verbesserte die Arbeitstoleranz bei diesen Patienten um rund 20%. Auch wurde die durch Propranolol hervorgerufene Zunahme der Herzgröße durch die additive Behandlung mit Digoxin rückgängig gemacht [10].
Hinzu kommt, daß sowohl herzwirksame Glykoside als auch beta-blockierende Substanzen synergistisch bradykardisierend wirken, woraus sich entweder eine entsprechende Dosismodifikation oder eine Schrittmachertherapie ergibt, da z. B. eine pathologische Bradykardie ihrerseits eine kritische Verminderung der koronaren Perfusion mit Angina pectoris hervorrufen kann.
Unter diesen Umständen bieten sich Pharmaka an, die den sog. Calciumantagonisten zugeordnet werden, wie z. B. das Nifedipin (Adalat). Diese Substanz hat keinen Einfluß auf die sinusinduzierte Herzfrequenz, bewirkt aber nachgewiesenermaßen eine Dilatation des koronaren Gefäßsystems und auch des peripheren arteriellen Systems, woraus sich die antianginöse Wirkung dieser Pharmaka erklärt [34].
Ist für die Pathogenese der Angina pectoris eine Mitbeteiligung koronarer Spasmen nachgewiesen (z. B. durch Koronarangiographie, Prinzmetal-Angina), dann sollte eine Kombination der genannten Pharmaka mit Nifedipin in Erwägung gezogen werden. Es ist nämlich zu berücksichtigen, daß sich Beta-Rezeptorenblocker auf den vaskulären Gefäßtonus, auch an den Koronargefäßen,

nicht vermindernd auswirken. Selbstverständlich ist bei einer gleichzeitigen Behandlung mit Beta-Rezeptorenblockern und Calciumantagonisten die additivmyokarddepressorische Wirkung dieser Substanzen zu berücksichtigen, die bei Nifedipin verhältnismäßig gering sein soll.

Eine *Prinzmetal-Angina* stellt eine unter Ruhebedingungen und meist zyklisch in annähernd regelmäßigen Intervallen auftretende Form der Angina pectoris mit heftiger und gelegentlich langdauernder Schmerzintensität dar. Die typischen elektrokardiographischen Zeichen sind eine Anhebung der ST-Strecke, eine monophasische Deformierung des QRS-Komplexes, sowie Reduktionen der R-Zackenamplitude während der Schmerzsymptomatik (Abb. 3). Medikamentös ist diese Form der Angina pectoris am ehesten einer Behandlung mit Nitraten und Calciumantagonisten vom Typ des Nifedipins (Adalat) zugänglich. Die dem Syndrom zugrundeliegende Entwicklung von koronaren Spasmen ist aber sehr häufig mit organischen Koronargefäßstenosierungen vergesellschaftet, wie auch in dem kasuistischen Beispiel der Abb. 3.

Zu den Kontraindikationen einer Behandlung mit Beta-Rezeptorenblockern s. S. 101 und Tabelle 6.

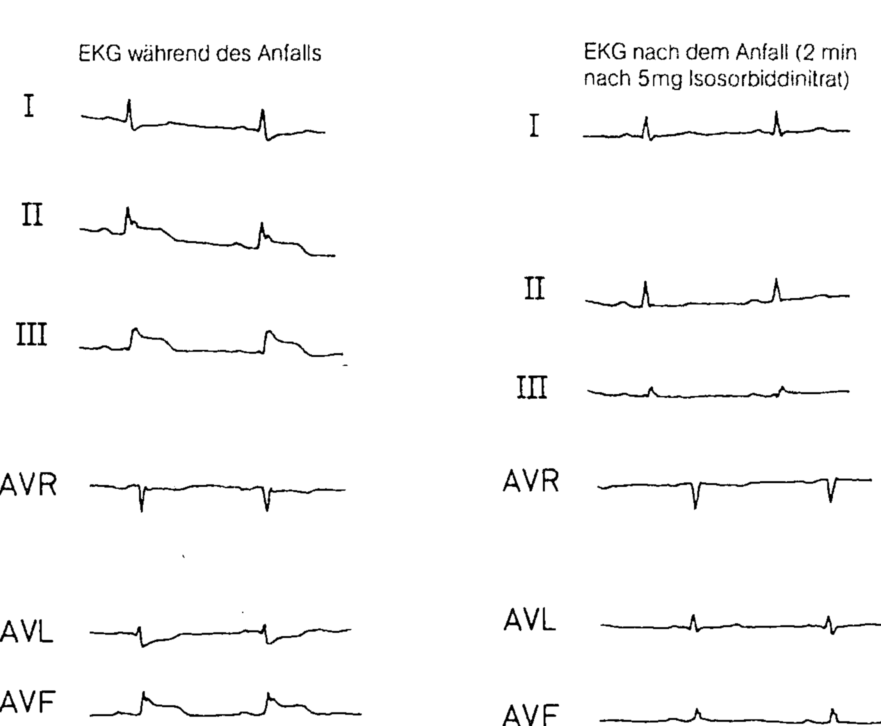

Abb. 3. Elektrokardiographischer Befund während und nach einer Angina pectoris vom Typ Prinzmetal. Es handelte sich bei dem Patienten um eine hochgradige Stenose am proximen Drittel der rechten Koronararterie

Tabelle 6. Wichtigste Kontraindikationen für eine Therapie mit Beta-Rezeptorenblockern

Manifeste Herzinsuffizienz
Asthma bronchiale
Pathologische Bradykardie
Sinusknotensyndrom
Hypotonie bei Schocksyndrom
Gravidität

Myokardinfarkt

Bei Patienten mit akutem Myokardinfarkt sind der heftige Schmerz, hervorgerufen durch die myokardiale Ischämie, sowie die akute Störung der Myokardfunktion schwerste psychische und physische Belastungen, die einhergehen mit einer erhöhten Ausscheidung von Katecholaminen im Urin sowie erhöhten Plasmakonzentrationen von Katecholaminen [11–14]. Ferner sind die Plasmakonzentrationen von nicht veresterten Fettsäuren und Glucose erhöht sowie die Glucosetoleranz vermindert.

In metabolischer Hinsicht ließ sich kürzlich bei insgesamt 173 Patienten mit akutem Myokardinfarkt folgendes anhand von Untersuchungen an arteriellem und Koronarsinus-venösem Blut nachweisen:

Bei 41% der Patienten war die myokardiale Extraktion der nicht-veresterten Fettsäuren gesteigert bei erhöhten Konzentrationen von nicht-veresterten Fettsäuren und Glucose. Dabei war die myokardiale Extraktion von Glucose und Lactat sowie Pyruvat niedrig. Bei 18% der Patienten zeigte sich eine gesteigerte Extraktion von Lactat und Pyruvat sowie Glucose. Dabei waren die Plasmakonzentrationen von Glucose und nicht-veresterten Fettsäuren niedriger als in der zuvor genannten Gruppe. In einer dritten Gruppe von 22% der Patienten waren hohe Substratkonzentrationen bei stark erniedrigten myokardialen Extraktionen vorhanden als Zeichen einer schweren metabolischen Störung. Bei den restlichen 20% der Patienten fand sich in dieser Studie kein pathologischer Befund. – Propranolol in einer Dosis von 0,1 mg/kg Körpergewicht i. v. führte zu einer Verschiebung der Substratutilisation von den nicht-veresterten Fettsäuren zu den Kohlenhydraten [32].

Darüber hinaus ist durch die experimentellen Untersuchungen gesichert, daß Maßnahmen, die eine Verminderung des myokardialen Sauerstoffverbrauches bewirken, sich vermindernd auf die Größe eines Myokardinfarktes auswirken. Dabei scheinen sowohl Verminderungen der myokardialen Kraftentwicklung als auch eine verminderte Koinzidenz von Herzrhythmusstörungen wichtige Glieder der Ursachenkette zu sein. Es kommt hinzu, daß eine ischämische Periinfarktzone erst im Verlaufe einiger Tage nach dem eingetretenen Infarktereignis in eine Nekrose übergeht [15, 16]. Aus diesen Überlegungen heraus liegt das Konzept einer Beta-Rezeptorenblockade bei akutem Myokardinfarkt in der Frühphase nahe.

In Untersuchungen von Müller [17] ließ sich an insgesamt 20 Patienten in den ersten Stunden eines *akuten Myokardinfarktes* unter dem Einfluß von Propranolol eine Abnahme des myokardialen Sauerstoffverbrauches von 9,2 auf 7,2 ml/100g/min nachweisen. Hand in Hand damit nahm der Herzindex von 2,6 auf 2,0 l/min/m² Körperoberfläche ab bei gleichzeitigem Anstieg des pulmonalen Kapillardruckes von 12 auf 14 mm Hg. Außerdem kam es dabei zu einer Erhöhung der Lactatextraktion ([17], s. auch Abb. 4a und b). Dabei wurde Propranolol in einer Dosierung von 0,1 mg/kg Körpergewicht in drei Einzeldosen geteilt, im Abstand von je 5 min i. v. injiziert.

Anhand elektrokardiographischer Registrierungen bei insgesamt 12 Patienten mit akutem transmuralem Vorderwandinfarkt bewirkte Propranolol, innerhalb der ersten 8 Std injiziert (3–10 mg), eine deutliche Reduktion der Summation

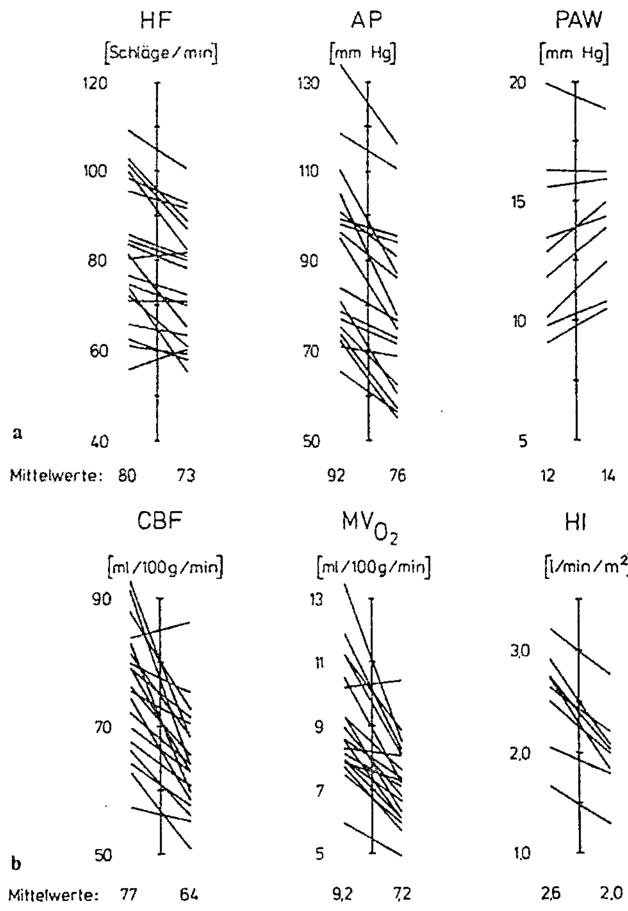

Abb. 4 a Auswirkungen von 0,1 mg Propranolol/kg Körpergewicht bei Patienten mit akutem Myokardinfarkt auf die Herzfrequenz *(HF)*, den mittleren arteriellen Blutdruck *(AP)* sowie den Pulmonalkapillardruck *(PAW)*. **b** auf die Koronardurchblutung *(CBF)*, den myokardialen Sauerstoffverbrauch *(MVO₂)* und den Herzindex *(HI)* (aus [17])

der ST-Streckensegmenthebungen von Ableitung V 1 bis V 6. Gleichzeitig nahmen die Herzfrequenz von 100 auf 79, der mittlere arterielle Blutdruck von 112 auf 95 und das Herzzeitvolumen von 6,1 auf 4,1 l/min ab. Der Pulmonalkapillardruck blieb unverändert. 4 Std später bildeten sich die hämodynamischen Parameter zu den Ausgangswerten zurück, wohingegen die Rückbildung der ischämischen elektrokardiographischen Veränderungen persistierte, zusammen mit einer Beseitigung der ischämischen Schmerzen und bei anhaltenden Verhinderungen ventrikulärer Herzrhythmusstörungen [24].

In neuester Zeit sind auch für Beta-Rezeptorenblocker mit höherer Kardioselektivität ähnliche Resultate bei akutem Myokardinfarkt wie mit Propranolol beobachtet worden. So ergab bei 12 Patienten mit 3–10 Std altem transmuralem Myokardinfarkt Metroprolol in einer Dosis von 10 mg i. v. und anschließend 50 mg oral 8stündlich im Laufe der folgenden 2 Tage eine Verlangsamung der Herzfrequenz um 16% und eine Abnahme des Herzzeitvolumens um 27%. Demgegenüber waren Blutdruck, Schlagvolumen und Pulmonalkapillardruck nur geringfügig verändert. Auch Patienten mit einem initial deutlich erhöhten linksventrikulären enddiastolischen Druck (< 20 mm Hg) zeigten keine weitere Zunahme dieses Druckwertes unter dem Einfluß von Metoprolol [23].

Diese Untersuchungsbefunde lassen eine Anwendung von Beta-Rezeptorenblockern bei akutem Myokardinfarkt bei sorgfältiger Überwachung (Intensivstation) unter Beobachtung der Kontraindikationen ratsam erscheinen.

Bei der praktischen Anwendung von 5 mg Propranolol i. v. im Rahmen des akuten Myokardinfarktereignisses ist die Erzeugung von Bradykardien möglich, die ggf. durch gleichzeitige Anwendung von Atropin in einer Dosis von 1,2 mg i. v. beherrschbar sein sollen [22]. In entsprechenden Fällen hat aber eine Schrittmachertherapie Vorrang. Selbstverständlich gilt es für die klinische Praxis bei der Anwendung von Beta-Rezeptorenblockern nach akutem Myokardinfarkt, Kontraindikationen zu berücksichtigen bzw. Nebenwirkungen vorzubeugen (s. Tabellen 5 und 6).

Instabile Angina pectoris

Bei sog. *instabiler Angina pectoris* sind Beta-Rezeptorenblocker indiziert, um möglichst ein Infarktereignis zu vermeiden oder zumindest zu mildern. Es ist aber bisher nicht gesichert, ob eine nichtchirurgische Behandlung mit Bettruhe, Anwendung von lang-wirksamen Nitraten, Beta-Rezeptorenblockern, Nitroglycerin, Sedierung und Sauerstoff sowie Normalisierung hypertoner Druckwerte vorzuziehen ist einem chirurgischen Vorgehen mit Revaskularisation durch Bypass-Operation am stenosierten Gefäß, das koronarangiographisch zuvor dargestellt worden ist. Eine diesbezügliche nationale kooperative Studie ist in den USA im Gange [25]. Bisher vorliegende Resultate anderer Untersucher sind uneinheitlich. Einzelne Beobachtungen mit Anwendung der intraaortalen Gegenpulsation sprechen für dieses Verfahren bei Koronaroperationen in der prä- und unmittelbar postoperativen Phase [29, 30].

Prophylaxe von plötzlichen Todesfällen und Myokardreinfarkten

Durch langfristiger angelegte Studien hat sich in letzter Zeit eine *prophylaktische Wirksamkeit* von Beta-Rezeptorenblockern in der Akutphase des Myokardinfarktes nachweisen lassen, und zwar hinsichtlich der Häufigkeit plötzlicher Todesfälle in diesem Zeitraum: In einer schwedischen Studie [18] wurden 230 Patienten erfaßt, die nach Myokardinfarkt aus dem Krankenhaus entlassen worden waren. Diese Patienten erhielten in einer randomisierten Studie einerseits Plazebo und andererseits Alprenolol in einer Dosis von 400 mg/Tag. Die Häufigkeit von Reinfarkten war zwar in beiden Gruppen nicht unterschiedlich, hingegen war die Zahl plötzlicher Todesfälle in der Alprenolol-Gruppe signifikant reduziert. In einer ähnlichen Untersuchungsserie [19] war in der Alprenolol-Gruppe sogar auch eine Reduktion der Reinfarktrate vorhanden. In einer multizentrischen Doppelblindstudie an insgesamt 3038 Patienten [20] wurde im Zeitraum von 1 Woche bis 4 Wochen nach dem akuten Infarktereignis entweder Practolol in einer Dosis von 200 mg täglich verabfolgt oder ein Plazebopräparat. Diese Studie wurde zwar vorzeitig beendet wegen der Berichte über die Toxizität von Practolol. Trotzdem ergab sie als Resultat eine Reduktion der Gesamtmortalität in der behandelten Gruppe, ebenso eine Reduktion plötzlicher Todesfälle sowie kardialer Symptome, wie die Entwicklung von Angina pectoris oder Herzrhythmusstörungen. Die Reduktion der Mortalitätsziffern war vorzugsweise bei Patienten mit Vorderwandinfarkt vorhanden. Hingegen haben andere Autoren keine eindeutige Zuordnung der Infarktlokalisation zur Prognose sichern können [21].
Zur Behandlung von *Herzrhythmusstörungen bei Myokardinfarkt* mit betablockierenden Substanzen ist zu berücksichtigen, daß bei Vormedikation von Antiarrhythmika – wie z. B. Lidocain, Diphenylhydantoin – oder auch von Calciumantagonisten – wie z. B. Verapamil – die zusätzliche Anwendung von Beta-Rezeptorenblockern riskant ist. Im Einzelfall sind nämlich die z. T. sehr unterschiedlichen Wirkungen und Wirkungsmechanismen nicht überschaubar und können sich additiv auf die Pumpfunktion des Herzens deletär auswirken. Allerdings kann in besonders gelagerten Fällen unter sorgfältiger Überwachung des Elektrokardiogramms auch eine kombinierte Anwendung eines Antiarrhythmikums zusammen mit einem Beta-Rezeptorenblocker notwendig und therapeutisch wirksam sein. Dabei hat es sich bewährt, auf der Basis einer Betarezeptorenblockade zusätzlich in einschleichender Dosierung Antiarrhythmika anzuwenden. Einzelheiten s. S. 41 ff.).

Adäquate Dosierung

Je nach zugrundeliegender Erkrankung (z. B. Angina pectoris, Hypertonie) ist die Dosierung von Beta-Rezeptorenblockern im Einzelfall stark unterschiedlich. Für die koronare Herzerkrankung bei stabiler Angina pectoris erfordert eine optimale Dosierung große Sorgfalt. Eine Anfangsdosierung von beispiels-

weise 3× 10–20 mg Propranolol/Tag ist im allgemeinen ausreichend. Alle 2–3
Tage kann die Dosis um jeweils weitere 20 mg gesteigert werden. Als End-
punkte der Dosierung gelten eine therapeutische Beeinflussung der Angina
pectoris, eine Ruheherzfrequenz von nicht weniger als 50/min oder erste Zeichen von Nebenwirkungen (Tabellen 4 und 5). Vor einem abrupten Absetzen
der Medikation von Beta-Rezeptorenblockern, beispielsweise vor operativen
Eingriffen, ist eindringlich zu warnen, da als unmittelbare Folge akute Myo-
kardinfarktereignisse beobachtet worden sind [26]. Wird über eine ausschlei-
chende Reduktion der Dosierung innerhalb von 2–3 Tagen die Medikation
beendet, dann ist die beta-blockierende Wirkung bei Propranolol innerhalb von
etwa 48 Std abgeklungen. Ähnliche Abklingperioden der Wirkung sind auch bei
anderen Beta-Rezeptorenblockern anzunehmen.

Zur Prognose: Medikamentöse Therapie bei stabiler Angina pectoris im Vergleich mit koronarchirurgischer Therapie

Zahlreiche Studien der letzten Jahre haben im Vergleich zur medikamentösen
Therapie eine Verminderung der Mortalitätsziffer durch koronarchirurgische
Verfahren zu sichern versucht. Dabei wurden zahlreiche, für einen Vergleich
entscheidende Kriterien häufig außer acht gelassen, so z. B. gemeinsame diagnostische Basiskriterien für beide zu untersuchende Gruppen (medikamentöse
Therapie einerseits, chirurgische Therapie andererseits). In besonders sorgfältiger Weise ist dieser Gesichtspunkt in einer neueren Studie von Murphy et al.
[28] aus dem Jahre 1977 zugrundegelegt worden. Die medikamentöse Therapie, bestehend aus kurz- und langwirksamen Nitraten, Beta-Rezeptorenblok-
kern und Antiarrhythmika, war darüber hinaus nicht standardisiert und wurde
von den jeweils behandelnden Ärzten verordnet. Sie wurde auch fortgesetzt im
Anschluß an koronarchirurgische Maßnahmen. In dieser Studie zeigte sich nach
einem Beobachtungszeitraum von insgesamt 36 Monaten kein Unterschied hinsichtlich der kumulativen Überlebensrate zwischen beiden Gruppen (medikamentöse Therapie/koronare Chirurgie) (Abb. 5) [28]. Höhere kumulative
Überlebenszahlen zugunsten der medikamentösen Therapie waren nachzuweisen bei reduzierter Ventrikelfunktion und Eingefäßerkrankung sowie bei Zwei-
und Dreigefäßerkrankungen mit normaler Ventrikelfunktion.
Im Vergleich dieser Resultate mit der Studie von Sheldon [27] wird erkennbar,
daß bei koronarchirurgischer Therapie sich ähnliche Überlebenszahlen nachweisen lassen, hingegen nicht bei konservativer Therapie. In Hinblick auf die
Tatsache, daß die konservative Therapie in der Studie von Sheldon et al. sich
auf die Jahre von *1960 bis 1965* bezieht, diejenige der Gruppe von Murphy et
cl. [28] hingegen auf einen Zeitraum von *1970 bis 1974,* kann man schließen,
daß die verbesserte medikamentöse Therapie in der jüngeren Studie
(1970–1974) unter Einbeziehung von Beta-Rezeptorenblockern die Prognose
medikamentös behandelter Patienten mit koronarer Herzerkrankung gebessert
hat. Es ist zu vermuten, daß also eine höhere therapeutische Effizienz der

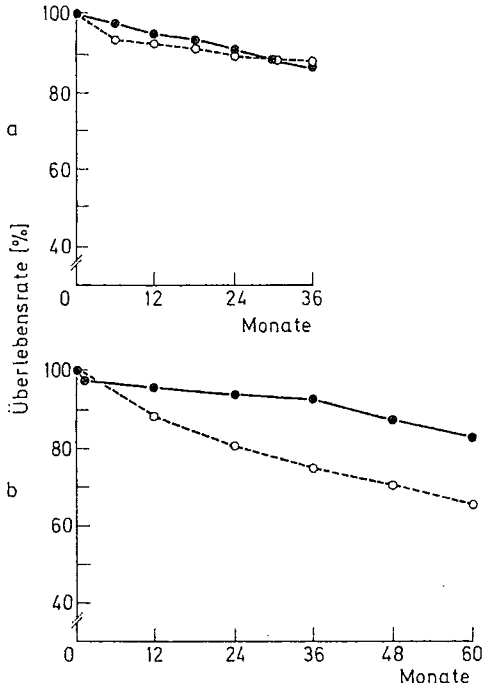

Abb. 5a. Überlebensraten bei Patienten mit koronarer Herzerkrankung vergleichend bei konservativer (o----o n = 310) und koronarchirurgischer (•——• n = 286) Therapie. Zeitraum der Erfassung konservativer Therapie: 1970–1974 [28]. **b** Überlebensaten bei Patienten mit koronarer Herzerkrankung vergleichend bei konservativer (o----o n = 469) und koronarchirurgischer (•——• n = 740) Therapie. Zeitraum der Erfassung bei konservativer Therapie: 1960–1965 [27]

medikamentösen Therapie eine Angleichung der Überlebensraten an die Zahlen der koronarchirurgischen Therapie herbeigeführt hat Abb. 5a, b.
Dieser Gesichtspunkt ist darüber hinaus für die Indikationsstellung zu koronarchirurgischen Eingriffen von nicht zu unterschätzender Bedeutung. Es wächst nämlich zusammengenommen die Überzeugung, daß eine chronische Behandlung mit Beta-Rezeptorenblockern die Überlebensraten von Patienten mit koronarer Herzerkrankung erhöht und zwar besonders nach einem Myokardinfarkt. Sollte dieses Konzept durch Studien über einen längeren Untersuchungszeitraum (mehr als 5 Jahre) weiter untermauert werden, dann dürfte der Katalog der Indikationen zu koronarchirurgischen Eingriffen eine Differenzierung und Reduktion erfahren (s. auch [31]).

Literatur s. S. 109

3. Herzrhythmusstörungen

H.-D. Bolte

Einleitung

Die Entstehung von Herzrhythmusstörungen ist an eine Vielzahl von pathoge
netischen Faktoren geknüpft. Eine Schlüsselrolle spielen dabei Störungen der
Grenzflächenfunktionen einzelner Herzmuskelzellen, insbesondere solcher Zel-
len, die physiologischerweise der spontanen Erregungsbildung (Sinusknoten,
AV-Knoten), und von solchen, die vorzugsweise der Erregungsleitung (Pur-
kinje-System) dienen. Umschriebene Störungen der Leitungseigenschaften
können bei unidirektionaler Blockierung eine sog. kreisende Erregung hervorrufen (Abb. 1). Dieser Typ von Herzrhythmusstörungen ist wahrscheinlich unter klinischen Bedingungen vorherrschend. So ist die Entstehung von supraventrikulären Tachykardien und von sog. Reentry-Tachykardien bei Vorhandensein paranodaler Bahnen als gesichert anzusehen. Darüber hinaus sind

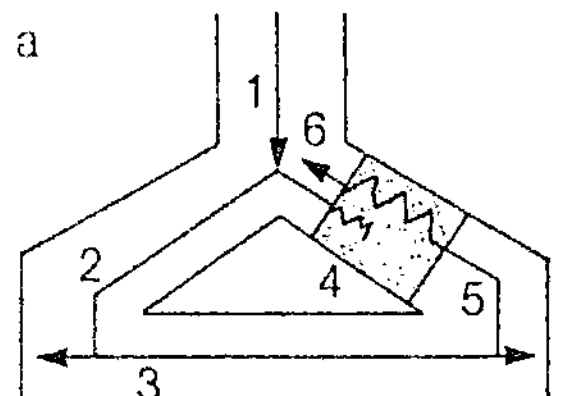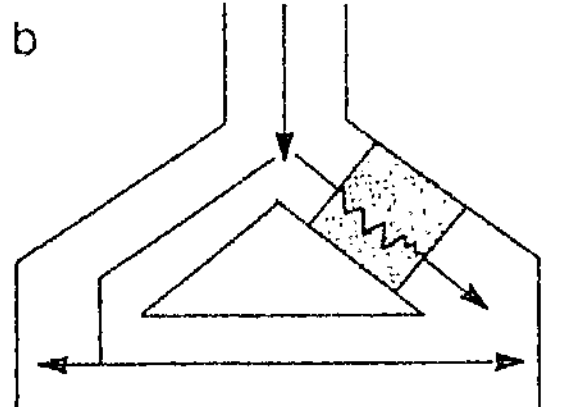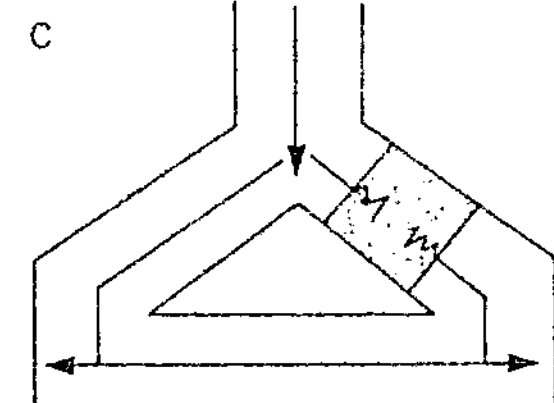

Abb. 1a–c. Schematische Darstellung einer kreisenden Erregung [nach 19]. a An der Stelle zwischen 5 und 6 befinden sich eine antegrade Blockierung der von proximal geleiteten Erregung
(Aktionspotential) und eine retrograde Verlangsamung der Erregungsleitung. Auf diese Weise tritt
bereits die Erregung retrograd an der Stelle 1 wieder ein, bevor von proximal ein erneutes Aktionspotential eintrifft. So kommt es dann zu einer kreisenden Erregung. – Der Kreisprozeß kann auf
folgende Weise unterbrochen werden: entweder durch eine Verbesserung der antegraden Erregungsleitung, die zur Beseitigung der kompletten Blockierung führt (z. B. Katecholamine!) (siehe
b), oder durch eine Blockierung sowohl der antegraden als auch der retrograden Erregungsleitung,
z. B. durch Antiarrhythmika im engeren Sinne (siehe c).
Die Bedeutung der Beta-Rezeptorenblockade zur Unterbrechung einer kreisenden Erregung besteht darin, daß es insgesamt zu einer Verlangsamung des adrenerg-unterstützten Kreisprozesses
kommt, was den gleichen Effekt wie in c bedeuten kann. Das trifft insbesondere dann zu, wenn der
AV-Knoten in die Kreisbewegung der Erregung einbezogen ist, was bei Reentry-Tachykardien vom
Typ des WPW-Syndroms der Fall ist

Extrasystolen aber mit großer Wahrscheinlichkeit auch als Folge einer Störung
der Repolarisation der vorausgegangenen Erregung anzusehen. Eine dritte
prinzipielle Möglichkeit ist die Entstehung eines Fokus, d. h. eines pathologischen Erregungsbildungszentrums, von wo aus repetitive regelmäßige Tachykardien ausgehen können. Eine völlige Desorganisierung von Erregung und
Erregungsleitung liegt beim Kammerflimmern vor (s. (22)).
Häufige klinische Ursachen von Herzrhythmusstörungen sind koronare Herzkrankheit, Myokardinfarkt, Herzmuskelerkrankungen, Störungen des Elektro-
lythaushaltes, bestimmte Pharmaka und toxische Substanzen.
Unter klinischen Gegebenheiten ist aber die Rolle der Katecholamine für die

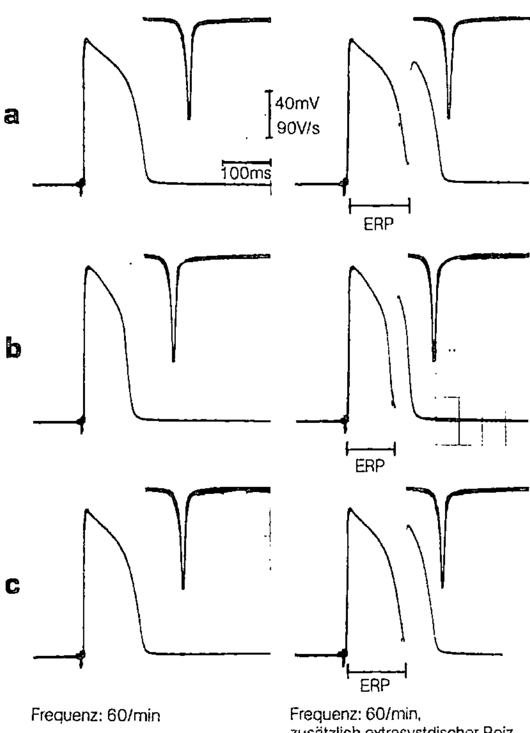

Abb. 2. Einfluß einer Beta-Rezeptorenblockade mit Pindolol in einer Konzentration von 1 µg/ml
auf ein Aktionspotential einer myokardialen Einzelfaser (isolierter Papillarmuskel, Meerschweinchen), die in vitro mit Isoproterenol vorbehandelt ist. Man beachte, daß der Effekt von Isoproterenol durch die Beta-Rezeptorenblockade völlig reversibel ist. – Die verwendete Konzentration von
1 mg/l Pindolol bewirkt demgegenüber am nicht mit Isoproterenol vorbehandelten Muskel keine
verwertbare Änderung. Damit wird erkennbar, daß nur dann Änderungen elektrophysiologischer
Grundgrößen (ERP) bei niedrigen Konzentrationen von Beta-Rezeptorenblockern zu erwarten
sind, wenn die Wirkung von Katecholaminen (Isoproterenol) vorbesteht (Einzelheiten im Text; s.
auch Tabelle 1: Meßwerte des hier dargestellten Experiments). Die Messungen sind jeweils sämtlich
bei ein und derselben Elektrodenposition in einer einzelnen myokardialen Einzelfaser eines Meer-
schweinchen-Papillarmuskels gewonnen worden [20]. ERP: effektive Refraktärperiode

a : Kontrolle   c : Isoproterenol   0,4 µg/ml
b : Isoproterenol   0,4 µg/ml   + Pindolol   1,0 µg/ml

Entstehung von Herzrhythmusstörungen zusätzlich zu den genannten Erkrankungen eine entscheidende Größe. Dies gilt umso mehr, da die Plasmakonzentrationen für Katecholamine beim einzelnen Individuum erheblichen Schwankungen unterliegen können. Besonders bei schweren vital bedrohlichen Erkrankungen (z. B. Myokardinfarkt) ist die Verknüpfung zur Katecholaminfreisetzung naheliegend (s. S. 28). Demzufolge zeigt bei akutem Myokardinfarkt die intravenöse Applikation von Propranolol eine hohe prophylaktische Effizienz hinsichtlich der Entwicklung von Herzrhythmusstörungen [1]. (S. a. S. 31)

Grundlagen

Im Experiment bewirkt am isolierten Papillarmuskel Isoproterenol in einer Konzentration von 0,4 µg/ml eine geringe Zunahme der maximalen Anstiegsgeschwindigkeit des Aktionspotentials sowie bei unverändertem Membranruhepotential eine Verkürzung der Aktionspotentialdauer mit einer Verkürzung der effektiven Refraktärperiode im Gefolge. Diese Wirkungen von Isoproterenol, dem Prototyp eines Beta-Rezeptorenstimulators, sind charakteristischerweise durch einen Beta-Rezeptorenblocker, z. B. Pindolol in einer Konzentration von 1 µg/ml, voll antagonisierbar (s. Abb. 2 u. Tabelle 1). Die gleiche Konzentration des Beta-Rezeptorenblockers bewirkt hingegen am nicht mit Isoproterenol behandelten Herzmuskel *keine* nachweisbare Änderung.

Das genannte Experiment beinhaltet das Prinzip der betablockierenden Wirkung an der myokardialen Einzelfaser hinsichtlich der Leitungseigenschaften. Das bedeutet, daß in niedrigen Konzentrationen die Wirkung eines Beta-Rezeptorenblockers voraussetzt, daß ein Katecholamineinfluß vorliegt. Zwar be-

Tabelle 1. Meßwerte zu Abb. 2. *T* Zeit, *RP* Ruhepotential, *AP* Aktionspotential, *OS* overshoot, *APD* Aktionspotentialdauer bei 30% und 90% der Repolarisation, *ERP* effektive Refraktärperiode, *APS* Aktionspotentialanstieg. – Man beachte die geringe Zunahme von APS und die deutliche Reduktion von ERP unter Isoproterenol und deren „Blockade" durch Pindolol (Abb. 2!)

	RP (mV)	AP (mV)	OS (mV)	APD (30%) (msec)	APD (90%) (msec)	ERP (msec)	APS (V/sec)
			Kontrolle				
	80.5	124.0	43.5	91.5	129.5	133.0	185.0
%	100.0	100.0	100.0	100.0	100.0	100.0	100.0
			Isoproterenol 0,4 µg/ml				
	81.5	132.0	50.5	72.5	100.0	103.5	200.5
%	+1.2	+6.5	+16.1	−20.8	−22.8	−22.2	+8.4
			Isoproterenol 0,4 µg/ml + Pindolol 1 µg/ml				
	80.0	123.5	43.5	83.0	120.5	126.0	186.5
Δ%	−0.6	−0.4	0.0	−9.3	−6.9	−5.3	+0.8

sitzen die Beta-Rezeptorenblocker in unterschiedlichem Ausmaß auch direkte
Wirkungen auf die Zellmembran mit der Konsequenz einer Reduktion der
Anstiegsgeschwindigkeit des Aktionspotentials, ohne daß regelhaft eine Zunahme der Aktionspotentialdauer und der Refraktärperiode nachweisbar ist.
Die hierzu erforderlichen Konzentrationen liegen aber um den Faktor 50 bis
100 höher als diejenigen, die unter klinischen Bedingungen beim Patienten zur
Wirkung gelangen können. Die gleichen Verhältnisse treffen zu für den Gesichtspunkt der kardiodepressiven (Membran-)Wirkung der Beta-Rezeptorenblocker [2, 3]. Es ist aber darüber hinaus zu berücksichtigen, daß die Empfindlichkeit bzw. die Sensitivität gegenüber Wirkungen, die durch Beta-Rezeptorenblocker verursacht werden, durch eine unterschiedliche Bindung der Beta-
Rezeptorenblocker an ihren jeweiligen pharmakologischen Rezeptor mitbedingt ist. Das hat zur Folge, daß Wirkungen in keiner strengen Abhängigkeit
von der Plasmakonzentration stehen, weil trotz bereits niedriger Plasmakonzentration das Pharmakon am Rezeptor gebunden bleiben kann. (Einzelheiten
siehe S. 1, 2, 16)

Klinische Pharmakologie

Die klinisch am einfachsten faßbare Wirkung von Beta-Rezeptorenblockern ist
die *Reduktion der Herzfrequenz* (Sinusknoten), die vorzugsweise unter Belastungsbedingungen, aber auch unter Ruhebedingungen zu beobachten ist. Als
Maß für die Wirksamkeit kann der reduzierende Einfluß auf die Herzfrequenz
unter dem Einfluß einer Isoproterenolinfusion herangezogen werden. Dieses
Verfahren erlaubt die Gewinnung von Dosis-Wirkungs-Kurven. Bei gesunden
Probanden findet sich nach Injektion von 0,1 mg Propranolol/kg Körpergewicht
in einem Kollektiv, das von Damato et al. untersucht wurde [4], eine Abnahme
der Herzfrequenz von im Mittel 76 auf 64/min, was gleichbedeutend ist mit
einer Zunahme der sinusinduzierten Zykluslänge von 792 auf 933 ms (Abb. 3).
Die verhältnismäßig hohe verwendete Einzeldosierung von insgesamt z. B. 7 mg
bezogen auf 70 kg Körpergewicht darf aber nicht als Richtschnur für die Verwendung beim Patienten gelten, da – je nach den Umständen des Einzelfalles –
unverhältnismäßig niedrige Dosierungen bereits eine Reduktion der Herzfrequenz bewirken können. Das ist besonders der Fall, wenn ein Sinusknotensyndrom bzw. ein Tachykardie-Bradykardie-Syndrom vorliegt.
Als *Sinusknotensyndrom* oder *Tachykardie-Bradykardie-Syndrom* wird heute
eine Vielzahl von bradykarden Herzrhythmusstörungen, die in etwa 60% der
Fälle ihr Korrelat in einer koronaren Herzerkrankung haben, zusammengefaßt.
Sie können in unterschiedlicher Ausprägung beim gleichen Patienten abwech-
selnd in Erscheinung treten. Es handelt sich dabei um Sinusstillstand, einschließlich Vorhofstillstand, sinuatriale Blockierungen, ausbleibenden Sinusrhythmus nach Elektrokonversion wegen Vorhofflimmerns, ausgeprägte Sinusbradykardie mit und ohne Vorhofextrasystolen mit langsamer Kammerfrequenz
(nicht durch Medikamente induziert), Sinusbradykardie mit rezidivierendem

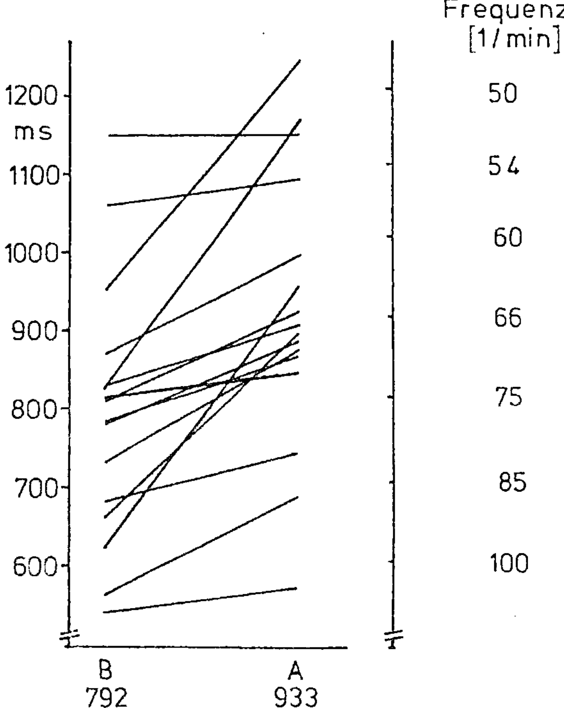

Abb. 3. Auswirkungen von Propranolol auf die sinusinduzierte Vorhofperiodendauer in Millisekunden *(linke Ordinate)*. Die *rechte* Ordinate zeigt die entsprechenden Frequenzen an. 0,1 mg Propranolol/kg Körpergewicht bewirkt danach bei gesunden Probanden eine Abnahme der Herzfrequenz von 76 auf 64/min entsprechend einer Zunahme der Periodenlänge von 792 auf 933 ms [aus 4]

paroxysmalem Vorhofflimmern und den Wechsel zwischen heterotopen Tachykardien und den genannten pathologischen Bradykardien [5].

Zeigt sich also bei einer verhältnismäßig niedrigen Dosis eines Beta-Rezeptorenblockers bereits eine brüske Bradykardisierung mit Herzrhythmusstörungen in dem genannten Sinne, dann kommt diesem Befund eine diagnostische Bedeutung zu, und der dringende Verdacht auf ein Sinusknotensyndrom ist gerechtfertigt. Es empfiehlt sich daher, insbesondere bei Patienten mit koronarer Herzkrankheit, bei denen aus Gründen einer Rhythmusstörung Beta-Rezeptorenblocker indiziert sind, eine in gleicher Weise einschleichende Dosierung, wie sie bei der koronaren Herzkrankheit mit Angina pectoris zu empfehlen ist. Zur Dosierung s. S. 48, 49.

Für die therapeutische Praxis ist der Gesichtspunkt bedeutsam, daß Beta-Rezeptorenblocker die *atrioventrikuläre Überleitung im AV-Knoten* verlangsamen.

Zur Erfassung dieses Effektes stehen uns heute differenzierte Methoden zur Registrierung eines His-Bündel-Elektrogramms zur Verfügung. Dabei wird ein mit Ableiteelektroden versehener Katheter in die Nähe des His-Bündels im Rahmen einer Herzkatheteruntersuchung – meist von der Vena femoralis rechts aus – plaziert. Unter Benutzung eines geeigneten elektronischen Filtersystems ist es dann möglich, das sog. His-Bündel-Potential zu registrieren (Abb. 4). Die Abbildung

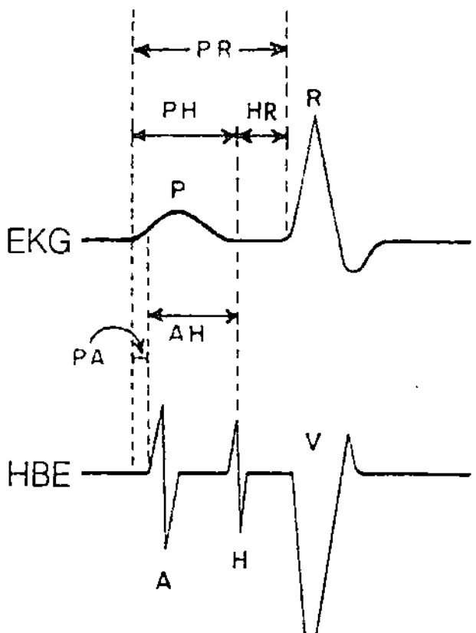

Abb. 4. His-Bündel-Elektrogramm (HBE) (schematisch) in zeitlicher Zuordnung zum Elektrokardiogramm (EKG). Normalwerte [23]:
PA: 27 (SD ± 9) ms
AH: 92 (SD ± 19) ms
HV: 43 (SD ± 6) ms
PQ: 162 ms

läßt erkennen, wie man sich die zeitliche Zuordnung des His-Bündel-Elektrogramms zum Elektrokardiogramm vorzustellen hat. Wir unterscheiden eine AH-Zeit mit einem Mittelwert von etwa 90 ms und einer HV-Zeit mit einem Mittelwert von etwa 43 ms bei gesunden Probanden. Wie aus Abb. 4 zu ersehen ist, entspricht die Summe dieser beiden Zeitintervalle zuzüglich dem PA-Intervall, das etwa 25 ms beträgt, dem sog. AV-Intervall oder der PQ-Zeit im Elektrokardiogramm.

Mit Hilfe des Verfahrens der His-Bündel-Elektrographie ist nachgewiesen worden, daß Beta-Rezeptorenblocker vorzugsweise die AH-Zeit verlängern, aber die HV-Zeit, die dem His-Purkinje-System zuzuordnen ist, unbeeinflußt lassen. Sinngemäß ergibt sich also bei gleichzeitiger Anwendung von Beta-Rezeptorenblockern und herzwirksamen Glykosiden, die ebenfalls vorzugsweise die AH-Zeit verlängern, eine Addition der beiden gleichsinnigen Effekte mit einer deutlichen additiven Verlängerung der AH-Zeit. So läßt sich im Experiment die additive Leitungsverzögerung im AV-Knoten als Zusammenwirken von Beta-Rezeptorenblockade und Glykosidwirkung objektivieren [6]. Wenn sich also die klinischen Zeichen einer atrioventrikulären Leitungsstörung elektrokardiographisch nachweisen lassen, ist im Falle einer Indikation von Beta-Rezeptorenblockern die Durchführung einer His-Bündel-Elektrographie in Erwägung zu ziehen.

Tabelle 2 zeigt, daß die Indikationsstellung zur His-Bündel-Elektrographie für die therapeutische Praxis auf eine verhältnismäßig kleine Anzahl derjenigen Patienten beschränkt ist, bei denen eine antiarrhythmische Therapie das

Tabelle 2. Indikationen für die His-Bündel-Elektrographie (nach [7])

1. Bifaszikulärer Block, sofern Hinweise für synkopale Anfälle und/oder unklare Bradyarrhythmie gegeben
2. AV-Block II. Grades [Typ 1 (Wenckebach) und Typ 2] und III. Grades ohne QRS-Verbreiterung
3. Präexzitations-Syndrome (WPW-Syndrom)
4. Ventrikel-Tachykardie/Supraventrikuläre Tachykardie mit aberrierender Überleitung – zur Differentialdiagnose –
5. Zur Differentialtherapie (Medikamente, Schrittmacher)

Tabelle 3. Wirkungen von herzwirksamen Pharmaka auf die Erregungsleitung im Herzen in therapeutischen Dosierungen (nach [18])

Pharmakon	AH-Leitungszeit	HV-Leitungszeit
Isoproterenol (Aludrin)	↓↓	0
Atropin	↓	0
Orciprenalin (Alupent)	↓	0
Digoxin	↑	0
Propranolol (z. B. Dociton)	↑↑	0
Verapamil (Isoptin)	↑	0
Diphenylhydantoin	↓	0
Lidocain	0	0
Chinidin	0	↑↑
Disopyramid (z. B. Rythmodul)	↑/0	0
Ajmalin (z. B. Gilurytmal)	0	↑
Procainamid	↑	↑↑

↓: Abnahme; ↑: Zunahme; 0 : keine Änderung

Risiko einer kritischen Bradykardisierung bedeutet. Gegebenenfalls ist die geeignete Behandlungsform dann eine Schrittmachertherapie, unter deren Schutz eine antiarrhythmische Behandlung anschließend durchgeführt werden kann. Wie aus Tabelle 3 zu erkennen ist, sollte bei Patienten mit Verlängerung des AV-Intervalls eine Behandlung mit Beta-Rezeptorenblockern möglichst unterbleiben. In solchen Fällen ist die Wahl eines anderen Pharmakons mit antiarrhythmischer Wirkung (z. B. Disopyramid bzw. Ajmalin) eher vorzuziehen. – Dies gilt um so mehr aus dem folgenden Grund: Bei verlängertem AV-Intervall findet sich in der überwiegenden Mehrzahl der Fälle ganz allgemein eine Verlängerung der AH-Zeit und nicht der HV-Zeit. Vorsicht ist aber geboten bei verlängertem AV-Intervall und gleichzeitigem bifaszikulärem Block, da unter diesen Umständen verhältnismäßig häufig eine Verlängerung der HV-Zeit anzutreffen ist. Eine solche Konstellation [verlängertes AV-Intervall, links-anteriorer Hemiblock und Rechtsschenkelblock (bifaszikulärer Block)] ist als Indikation zur Schrittmacherimplantation anzusehen. Wie aus Tabelle 3 herzuleiten ist, ergeben sich also aus Messungen der AH- und HV-Zeit differentialtherapeutische Überlegungen für den Einzelfall. Auch wird erkennbar, daß bei einer Überdosierung von Propranolol geeignete Antidote Isoproterenol und Atropin sind.

Indikationen (s. auch Tabelle 4)

Sinustachykardie

Die Reduktion der Sinusfrequenz, insbesondere unter Belastungsbedingungen, aber auch unter Ruhebedingungen, zählt zu den Charakteristika der Beta-Rezeptorenblockade. Liegt eine adrenerge Stimulation der Sinustachykardie zu-

Tabelle 4. Indikationen für Beta-Rezeptorenblocker bei Herzrhythmusstörungen (Therapie und Prophylaxe)

Sinustachykardie bei
   hyperkinetischem Herzsyndrom
   Hyperthyreose
   bestimmten Herzmuskelerkrankungen (z. B. Zustand nach Myokarditis)
   Überdosierung von trizyklischen Antidepressiva und Monoaminoxidasehemmern, ggf. bei Hydralazintherapie

Supraventrikuläre Tachykardie einschließlich Vorhoftachykardien

Reentry-Tachykardien bei Vorhandensein paranodaler Bahnen (z. B. WPW-Syndrom)

Supraventrikuläre und ventrikuläre Extrasystolien, vorzugsweise, sofern offensichtlich adrenerg, mitbedingt (z. B. bei akutem Myokardinfarkt, bei außergewöhnlichen psychischen Belastungen)

Mitralklappenprolapssyndrom

Außergewöhnliche psychische Belastungen bei kardialer Grunderkrankung mit Rhythmuskomplikationen

Parasystolie bei Zustand nach Schrittmacherimplantation

Kombination mit Antiarrhythmika im engeren Sinne bei deren Ineffizienz (cave: unerwünschte Interaktionen − Tabelle 5, S. 47)

---

grunde, erweisen sich die Beta-Rezeptorenblocker als besonders therapeutisch wirksam, und Nebenwirkungen sind am wenigsten zu befürchten.

Beim *hyperkinetischen Herzsyndrom* (s. auch S. 62) sind Herzzeitvolumen und Herzfrequenz erhöht, wohingegen die körperliche Leistungsfähigkeit bei deutlich erhöhter muskulärer peripherer Durchblutung herabgesetzt ist. Diese Kranken klagen über ein reiches Beschwerdespektrum von Hitzegefühl, Schwindel, Kopfschmerzen, Tremor, Schlafstörungen, Parästhesien, „Atemnot" bis zur Leistungsminderung. Zahlreiche Synonyma sind bekannt: Sympathikotonie, Effort-Syndrom, Da Costa-Syndrom, neurozirkulatorische Asthenie. Die Beschwerden lassen sich durch Beta-Rezeptorenblocker in einer mittleren Dosierung [z. B. tgl. 3 × 20 mg Dociton per os, 1 × 400 mg Acebutolol (Prent), 3 × 40 mg Oxprenolol (Trasicor)] lindern, wenn nicht gar beseitigen. Diese medikamentöse Therapie soll möglichst den therapeutischen Effekt eines körperlichen Trainings, auf dessen günstige Wirkung von zahlreichen Autoren hingewiesen wurde, ergänzen.

Beta-Rezeptorenblocker bewirken eine Verlangsamung der Herzfrequenz bei Sinustachykardien aufgrund *außergewöhnlicher psychischer Belastungen,* etwa bei ungewohnten Auftritten vor einem größeren Auditorium. Da nicht gesichert ist, daß in solchen Situationen die Reaktionsgeschwindigkeit voll erhalten bleibt, kann diese Medikation nicht generell zur Prophylaxe empfohlen werden. Eindeutige Indikationen ergeben sich aber dann, wenn unter dem Einfluß außergewöhnlicher psychischer und auch körperlicher Belastungen ventrikuläre oder auch supraventrikuläre Extrasystolen im Gefolge der Tachykardie auftreten. Diese Rhythmusstörungen lassen sich mit einer großen Zuverlässigkeit durch Beta-Rezeptorenblocker beeinflussen (Abb. 5).

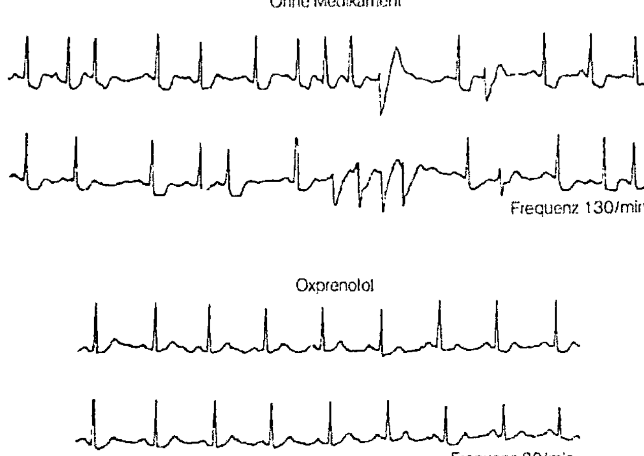

Abb. 5. Auftreten von ventrikulären und supraventrikulären Extrasystolen bei einem Patienten mit koronarer Herzkrankheit während eines öffentlichen Auftritts. Die untere Registrierung zeigt ein völliges Verschwinden der Rhythmusstörungen nach Beta-Rezeptorenblockade mit Oxprenolol [aus 24]

Vorsicht ist geboten bei durch *Fieber* induzierten Sinustachykardien oder bei drohendem *Schocksyndrom* mit Tachykardie, ferner bei *Viruskarditis,* deren einziges Symptom gelegentlich eine Tachykardie ist. Das bedeutet, daß die Berücksichtigung der Grundkrankheit bei Sinustachykardien selbstverständlich Vorrang vor einer Medikation mit Beta-Rezeptblockern hat.
Bei Überdosierung von *trizyklischen Aminen* mit Tachykardie infolge anticholinerger Wirkungen sind Beta-Rezeptorenblocker als Antidot wirksam. Wegen der kardiodepressiven Wirkung, die beiden Pharmakagruppen eigen ist, ist aber besondere Vorsicht bei der Behandlung mit Beta-Rezeptorenblockern geboten. Kommt es bei der Therapie einer *Hypertonie* zu einer unerwünschten Tachykardie im Rahmen einer Behandlung mit *Hydralazin,* dann ist die zusätzliche Gabe von Beta-Rezeptorenblockern sinnvoll, weil der antihypertensive Effekt unterstützt wird und die Tachykardie beseitigt werden kann.
Sinustachykardien bei fortgeschrittenen Stadien einer Herzinsuffizienz, insbesondere im Rahmen einer *dilativen Herzmuskelerkrankung,* scheinen bei der meist stark erniedrigten Auswurffraktion des Herzens ein notwendiger Begleitumstand zur Aufrechterhaltung eines ausreichenden Herzzeitvolumens zu sein. Die besondere Empfindlichkeit der Patienten hinsichtlich einer Frequenzzunahme bei schon vorbestehender Sinustachykardie und der Gedanke einer Schonung des Ventrikelmyokards haben zu dem Konzept einer Beta-Rezeptorenblockade auch bei diesen Patienten geführt. So ist in einer Studie von Wagstein et al. [11] mit allerdings noch kleiner Fallziffer eine Verbesserung der Prognose bei Patienten mit dilativer Herzmuskelerkrankung festgestellt worden. Nach eigenen Beobachtungen erweist sich die Sinustachykardie bei Patienten mit dilativen Herzmuskelerkrankungen als besonders empfindlich gegen-

über der Beta-Rezeptorenblockade. So ließ sich selbst durch extrem niedrige Dosierungen von 2–3 × 10 mg Oxprenolol/Tag die Herzfrequenz von 100 auf 75/min senken. Eine Verschlechterung der Herzinsuffizienzsymptomatologie war dabei nicht gegeben.

Es erscheint uns daher berechtigt, in Zukunft dem Konzept einer Beta-Rezeptorenblockade bei Patienten mit dilativen Herzmuskelerkrankungen und Sinustachykardie Aufmerksamkeit zu widmen. Gegebenenfalls erscheint es bei Herzinsuffizienzschweregraden, die einem Grad III (NYHA) entsprechen, gerechtfertigt, einen therapeutischen Versuch mit einem Beta-Rezeptorenblocker verhältnismäßig kurzer Halbwertzeit – wie z. B. Oxprenolol in einer niedrigen Dosis von anfangs 1–3 × 10 mg per os – zu machen. Im Falle einer unerwünschten Nebenwirkung ist eine kurze Halbwertzeit selbstredend erwünscht. Eine niedrige Dosierung erscheint auch schon deshalb notwendig, weil mit großer Wahrscheinlichkeit infolge der verminderten hepatischen Durchblutung und der reduzierten glomerulären Clearence mit einer verlängerten Plasmahalbwertzeit von Beta-Rezeptorenblockern gerechnet werden muß. Beta-Rezeptorenblocker mit langer Halbwertzeit und vorwiegend renaler Elimination sollten dabei möglichst gemieden werden (Abb. 6).

Hyperthyreose

Bei der symptomatischen Therapie der Hyperthyreose zählen Beta-Rezeptorenblocker zu den Therapeutika der ersten Wahl und wirken sich neben einer Reduktion der thyreotoxisch bedingten Tachykardie auch auf die übrige Symptomatologie positiv aus. Nach langfristiger Beta-Rezeptorenblockertherapie bei Verdacht auf eine Hyperthyreose oder im Rahmen einer thyreostatischen Therapie ist vor einer brüsken Reduktion der Beta-Rezeptorenblockerdosis dringend zu warnen, da auf diese Weise eine bis dahin latente Hyperthyreose klinisch manifest werden kann. Vor Beendigung der Beta-Rezeptorenblockertherapie ist deshalb eine Bestimmung des Thyroxins ratsam.

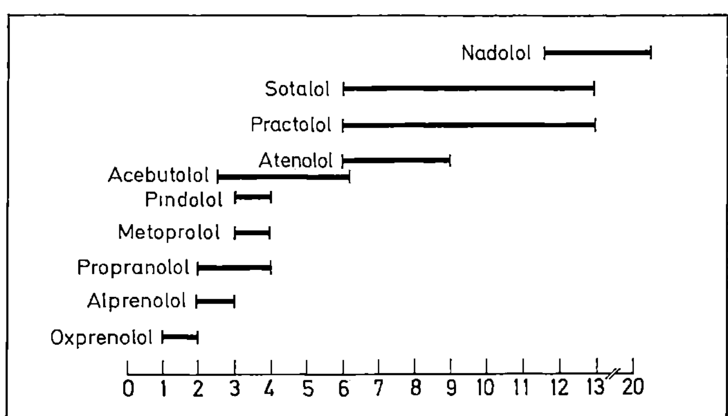

Abb. 6. Halbwertzeiten [Std] von Beta-Rezeptorenblockern im Plasma (Untersuchungen nach oraler Verabfolgung: Shand, 1974; Waal-Manning, 1976; Johnsson, Regárdh, 1976; Raff, Rámsch u. Pütter (pers. Mittlg.) [nach 3]

Beta-Rezeptorenblocker haben bei Hyperthyreose folgende Effekte: Erstens kommt es zu einer Blockierung der durch Schilddrüsenhormone erhöhten Sensibilität gegenüber Katecholaminen, und zweitens kommt es zu einer Verminderung des Umbaus von T_4 in T_3. Wie bei schweren Krankheiten und Fasten wird unter Propranolol ein größerer Teil des T_4 in das praktisch inaktive „reverse" T_3 umgewandelt. T_3 nimmt ab, „reverse" T_3 nimmt zu, und T_4 bleibt unverändert oder nimmt sogar leicht zu [12]. Neben der Reduktion der Herzfrequenz schwinden unter Beta-Rezeptorenblockertherapie bei Hyperthyreose die Nervosität, der Tremor, die Neigung zu Schwitzen sowie die Verkürzung der Reflexerschlaffungszeit. Das Herzzeitvolumen sinkt ab, erreicht aber nicht den Normbereich. Der erhöhte Sauerstoffverbrauch des Organismus und die Ventilationsstörungen werden nicht beeinflußt. Beta-Rezeptorenblocker beeinflussen den Jodstoffwechsel nicht, so daß Radiojoduntersuchungen und Radiojodtherapie nicht gestört werden.

Eine *thyreotoxische Myopathie* kann gelegentlich im Vordergrund der Hyperthyreosesymptomatik stehen. Die thyreotoxische Muskelatrophie wird ebenso therapeutisch verhindert oder günstig beeinflußt (16), wie eine periodische hypokaliämische Muskellähmung bei Thyreotoxikose, die allerdings im Fernen Osten häufiger beobachtet wird als in Europa. Beta-Rezeptorenblocker senken auch die bei Hyperthyreose gelegentlich zu beobachtende Hyperkalzämie, ohne daß es dabei zu einer Beeinflussung des Parathhormonspiegels kommt.

Ist eine Schilddrüsenoperation bei einer Hyperthyreose geplant, dann ist zur Operationsvorbereitung die Medikation von Beta-Rezeptorenblockern in einer Dosierung von 120–160 mg Propanolol/Tag zu empfehlen. Dabei sollte mit der Behandlung 5–17 Tage vor der Operation begonnen werden, die dann 3 Tage über die Operation hinaus fortgesetzt werden sollte. In jedem Fall ist eine Kombination mit Thionamid-Thyreostatika oder mit Jod durchzuführen. Propanolol soll, allein gegeben, eine thyreotoxische Krise nicht verhindern können. Deshalb ist zusätzlich die Kombination mit Thyreostatika notwendig [nach 12].

Auch bei der *thyreotoxischen Krise* ist die Anwendung von Beta-Rezeptorenblockern dringend indiziert. Sie stellt eine wichtige symptomatische Maßnahme dar, die u. U. wegen des raschen Einsetzens der Wirkung lebensrettend sein kann, da die gleichzeitig durchzuführende thyreostatische Therapie mit Jod und Thionamid-Thyreostatika erst verzögert wirksam wird. Beta-Rezeptorenblocker bessern die Symptome der thyreotoxischen Krise dramatisch. Es ist aber nicht gesichert, ob die Prognose hierdurch letztendlich beeinflußt werden kann. Ist die orale Anwendung möglich, so sind 40–80 mg Propranolol alle 6 Stunden zu geben. Andernfalls ist die intravenöse Applikation in gleichen zeitlichen Abständen mit je bis zu 5 mg i. v., anfangs in drei geteilten Einzeldosierungen ratsam.

Wegen der u. U. sehr hohen Dosierung von Beta-Rezeptorenblockern, die sich wesentlich nach der Herzfrequenz und den allgemeinen Symptomen orientiert, sollte die Anwendung von Beta-Rezeptorenblockern mit sog. intrinsischer Aktivität (S. 20) gemieden werden. Es empfiehlt sich deshalb vorzugsweise Propranolol (Dociton) in einer Dosis von 40–160 mg/Tag bei Hyperthyreose ohne Zeichen einer Krise, oder Sotalol (Sotalex) in einer Dosis von tgl. 2×160 mg.

Supraventrikuläre Tachykardien

Wegen der überleitungshemmenden Wirkung der Beta-Rezeptorenblocker mit Verlängerung der AH-Zeit stellen *supraventrikuläre Tachykardien (Vorhoftachykardien)* auch *Vorhofflimmern mit hoher Kammerfrequenz,* eine Indikation für diese Medikamente dar. Die intravenöse Injektion führt häufig zu dem Resultat, daß bei Vorhoftachykardien der Blockierungsgrad zunimmt und daß sich dabei die Vorhoftachykardiefrequenz nur gering reduzieren läßt. Bei Vorhofflimmern mit rascher Überleitung (hohe Kammerfrequenz) und hohem Pulsdefizit bei Herzinsuffizienz ist selbstverständlich die medikamentöse Therapie der ersten Wahl eine Behandlung mit intravenösen Digitalisglykosiden. Eine zusätzliche Behandlung mit Beta-Rezeptorenblockern unter diesen Umständen kann aber in hartnäckigen Fällen eine weitere Reduktion der Kammerfrequenz bei Vorhofflimmern herbeiführen. Da es sich bei Patienten mit Tachyarrhythmie infolge Vorhofflimmerns häufig um ältere Patienten, nicht selten mit fortgeschrittenem Cor pulmonale, handelt, ist Vorsicht geboten bei weniger kardioselektiven Beta-Rezeptorenblockern, da eine vorbestehende Asthma bronchiale-Symptomatik sich verstärken kann. Es ist sicher klug, Beta-Rezeptorenblocker nicht als Medikamente der ersten Wahl bei Tachyarrhythmie mit Vorhofflimmern einzusetzen. Es ist aber gut belegt, daß bei Vorhofflimmern eine Reduktion der mittleren Kammerfrequenz mit Beta-Rezeptorenblockern zu erzielen ist. Allerdings ist dabei die Beeinflussung der Herzfrequenz unter Belastungsbedingungen nicht so ausgeprägt wie bei Sinusrhythmus [25].
Bei *supraventrikulären Tachykardien* ohne Störung der myokardialen Ventrikelfunktion ist in gleicher Weise wie Beta-Rezeptorenblocker Verapamil (Isoptin) in einer Dosis von 5 bis maximal 10 mg i. v. therapeutisch effektiv. Bei schnellen *Vorhoftachykardien mit wechselnder Blockierung* (2:1–3:1) erweist sich die medikamentöse Therapie mit und ohne Beta-Rezeptorenblocker, auch in Kombination mit herzwirksamen Glykosiden, häufig als unzureichend hinsichtlich der Beseitigung der Vorhoftachykardie, obwohl die mittlere Kammerfrequenz reduziert werden kann.
Unter diesen Umständen ist die *atriale Hochfrequenzstimulation* mit Stimulationssonde im rechten Vorhof die Therapie der Wahl (13). Die Dosis der verwendeten Beta-Rezeptorenblocker sollte zur Vorbereitung auf dieses Verfahren möglichst reduziert werden, wohingegen das völlige Abklingen einer Herzglykosidbehandlung nicht abgewartet zu werden braucht. Auch mit einfachen Schrittmacheraggregaten, die als extrakorporale Schrittmacher zur Ventrikelstimulation Verwendung finden, läßt sich mit großer Wahrscheinlichkeit eine solche Vorhoftachykardie bei maximal eingestellter Stimulationsfrequenz im allgemeinen in Vorhofflimmern überführen. Nicht selten kommt es nach einer mehr oder weniger langen (Minuten bis zu einigen Stunden dauernden) Flimmerperiode dann spontan zu Sinusrhythmus. Zur Prophylaxe einer erneuten Vorhoftachykardie sind Beta-Rezeptorenblocker indiziert.
Patienten mit *WPW-Syndrom* (Antesystolie) und auch anderen paranodalen (d. h. also mit den AV-Knoten umgehenden Leitungsbahnen) Syndromen [z. B. LGL (Lown-Ganong-Levine)] neigen zu Tachykardien; die elektrophysiologi-

sche Analyse mittels Bestimmung der Refraktärzeit der paranodalen Bahn macht die Pathogenese dieser Tachykardien als sog. Reentry-Tachykardien wahrscheinlich. Zum Verständnis siehe Abb. 1. Sinnvollerweise zielen medikamentös-therapeutische Bemühungen darauf ab, möglichst die Refraktärzeit der paranodalen Bahn zu verlängern. Medikamente diesen Typs sind Ajmalin, Propafenon u. Procainamid. Mit diesen Medikamenten gelingt es nicht selten, sogar die im Elektrokardiogramm nachweisbare Deltawelle bei WPW-Syndrom zum Verschwinden zu bringen.

Je nach der besonderen Situation im Einzelfall kann es aber sinnvoller sein, beispielsweise bei WPW-Syndrom mit intermittierendem Vorhofflimmern die AV-Überleitung zu verlangsamen. In dieser Hinsicht sind dann Beta-Rezeptorenblocker die geeigneten Pharmaka, die im Falle einer Reentry-Tachykardie an dieser Stelle des Erregungskreises wirksam werden. Hingegen haben Beta-Rezeptorenblocker so gut wie keinen Einfluß auf die Refraktärzeit der paranodalen Bahn oder des His-Purkinje-Systems. Die Kenntnis dieser Umstände hat selbstredend für die Auswahl von Antiarrhythmika und Beta-Rezeptorenblocker bei Reentry-Tachykardien infolge paranodaler Bahnen eine differentialtherapeutische Bedeutung. Im Hinblick auf diesen Gesichtspunkt siehe Tabelle 5. Die Kombination einer Anwendung von Beta-Rezeptorenblockern und Verapamil bei WPW-Syndrom sollte tunlichst unterlassen werden, da in Einzelfällen eine Verkürzung der Refraktärzeit in der paranodalen Bahn unter dem Einfluß von Verapamil beobachtet wurde [14].

Extrasystolie

Supraventrikuläre und ventrikuläre Extrasystolien lassen sich durch die Medikation von Beta-Rezeptorenblockern beseitigen und prophylaktisch verhindern, wenn adrenerge Einflüsse für ihre Entstehung von Bedeutung sind. So ist

Tabelle 5. Wirkung von Antiarrhythmika auf die Refraktärität der akzessorischen Bahn sowie des AV-Knotens und auf die HV-Zeit bei Patienten mit Präexzitationssyndrom (aus [17]). 0 = Keine Änderung. + = Verlängerung. − = Verkürzung

Medikament	Refraktärität akzess. Bahn	Refraktärität AV-Knoten	HV-Intervall
Procainamid	+	+/0	+
Chinidin	+	+/−	+
Ajmalin	+	+/0	+
Aprindin	+/0	+	+
Propafenon	+/0	+	+
Disopyramid	+/0	+/−	+/0
Lidocain	+/0	−/0	+/0
Phenytoin	+/0	−/0	+/0
β-Rezeptorenblocker	+/0	+	0
Verapamil	−/0	+	0
Digitalis	−	+	0

durch drei groß angelegte Studien wahrscheinlich gemacht worden, daß sowohl
die Koinzidenz plötzlicher Todesfälle als auch die Rate von Reinfarkten unter
einer chronischen Therapie mit Beta-Rezeptorenblockern bei Patienten nach
Myokardinfarkt deutlich reduziert werden (Einzelheiten s. S. 31). Auch sei in
diesem Zusammenhang nochmals verwiesen auf die Behandlung mit Beta-Rezeptorenblockern beim *akuten Myokardinfarkt,* sofern schwere hämodynamische Störungen nicht vorliegen. Nach eingetretenem Infarktereignis ist nämlich
die intravenöse Injektion von 0,1 mg Propranolol/kg Körpergewicht in drei
Einzeldosierungen, verteilt im Abstand von 5 min, wirksam zur Verhinderung
von bedrohlichen Herzrhythmusstörungen (Einzelheiten s. S. 28 ff.). Demzufolge
ergibt sich für die Praxis, daß bei Zustand nach Myokardinfarkt, insbesondere
wenn keine Kontraindikationen bestehen, eine Medikation von Beta-Rezeptorenblockern wie bei stabiler Angina pectoris zu empfehlen ist.

Parasystolie bei Zustand nach Schrittmacherimplantation

Nicht selten ist bei Patienten, bei denen wegen eines totalen AV-Blocks ein
Herzschrittmacher implantiert worden ist, der Befund, daß einige Zeit nach
Beginn der Schrittmacherbehandlung ein Eigenrhythmus, gelegentlich auch ein
Sinusrhythmus wieder auftritt. Da heute fixfrequente Schrittmacher nicht mehr
implantiert werden, hat das Problem der Parasystolie und deren Behandlung an
Bedeutung verloren. Dennoch ist gelegentlich eine z. T. für den Patienten un-
günstige Interferenz zwischen Schrittmacherinduziertem Rhythmus und Eigenrhythmus zu beobachten. Dies trifft insbesondere dann zu, wenn infolge einer
Bradyarrhythmie bei Vorhofflimmern eine Schrittmacherbehandlung notwendig wurde. So hat eine Beta-Rezeptorenblockertherapie mit oder ohne herz-
rksame Glykoside Aussicht auf Erfolg, diese Störung zu beseitigen und einen
regelmäßigen Schrittmacher-induzierten Rhythmus vorherrschen lassen.

Dosierung und differentialtherapeutische Gesichtspunkte

Hinsichtlich der Dosierung der zur Verfügung stehenden Beta-Rezeptorenblok-
ker sei auf Tabelle 6 verwiesen, die auch im Kapitel über koronare Herzkrankheit abgedruckt ist. Hinsichtlich der Dosierungsrichtlinien gelten die gleichen
Regeln wie bei Patienten mit koronarer Herzerkrankung (s. S. 32). Sofern keine
Kontraindikationen bestehen (manifeste Herzinsuffizienz, Asthma bronchiale,
pathologische Bradykardie u. a., s. S. 101), ist die intravenöse Anwendung von
Beta-Rezeptorenblockern, möglichst unter EKG-Konrolle, in Notfällen voll gerechtfertigt. Sie kann insbesondere bei bedrohlichen Herzrhythmusstörungen
erfolgreich sein. Man sollte sich jedoch der Möglichkeit vergewissern, im Falle
einer Überdosierung Atropin in einer Dosis von mehrmals 1 mg i. v. injizieren
zu können. Auch die Anwendung von Glucagon i. v. in einer Dosis von 2 µg/kg
Körpergewicht ist unter diesen Umständen effektiv. Unter klinischen Bedingungen wird man der intermittierenden Schrittmacherbehandlung mit extrakor-
poraler Schrittmacherstimulation den Vorzug geben.

Tabelle 6. Durchschnittliche Dosierungen von einigen Beta-Rezeptorenblockern zur Behandlung von Herzrhythmusstörungen

Freiname	Handelsname	Intravenös[a] (Einzeldosis)	Oral
Acebutolol	Prent	25 mg	3 × tgl. 100–200 mg
Alprenolol	Aptin	5–10 mg	4 × tgl. 50 mg
Atenolol	Tenormin		1–2 × tgl. 50 mg
Bunitrolol	Stresson		2–3 × tgl. 10 mg
Bupranolol	Betadrenol		1–2 × tgl. 40 mg
Metoprolol	Beloc		
	Lopresor		2 × tgl. 25 (–50) mg
Oxprenolol	Trasicor		3 × tgl. 20 (–40) mg
Pindolol	Visken	0,2–0,4 mg	2 × tgl. 5 mg
Propranolol	Dociton	1 mg i. v., pro Tag höchstens 10 mg (wache Patienten) bzw. 5 mg (narkotisierte Patienten)	2–3 × tgl. 20 mg zu Beginn, dann 3–4 × tgl. 40 mg
Sotalol	Sotalex		2–3 × tgl. 80 mg
Timolol	Temserin		2–3 × tgl. 5 mg
Toliprolol	Doberol Sinorytmal		3 × tgl. 25–50 mg
Trimepranol	Disorat		2–3 × tgl. 10 mg

[a] langsam, ≈ 10 min

Ist bei pathologischer Bradykardie die Indikation zu einer Schrittmacherbehandlung gegeben, dann sollte im Falle einer normalen atrioventrikulären Überleitung möglichst kein Schrittmacher mit einer ventrikulären Sondenlokalisation implantiert werden. Auf diese Weise würde das Herzzeitvolumen um den Betrag reduziert werden, der durch die Vorhofmechanik erzielt wird. Außerdem kann das Phänomen einer Vorhofpfropfung bei intakter retrograder AV-Überleitung entstehen. Das bedeutet, daß bei Verdachtsmomenten für eine noch normale AV-Überleitung (z. B. pathologische Sinusbradykardie mit normalem AV-Intervall) eine diagnostische Vorhofstimulation durchgeführt werden sollte zur Objektivierung einer normalen atrioventrikulären Überleitung. Auf diese Weise läßt sich die Indikationsstellung zum Vorhofschrittmacher stellen.

Mitralklappenprolapssyndrom

In neuerer Zeit erlaubt die Echokardiographie bei Patienten mit uncharakteristischen Herzbeschwerden (Effort-Syndrom, Da Costa-Syndrom u. a.) in einem hohen Prozentsatz die Diagnose eines Mitralklappenprolapses. Daneben scheinen konstitutionelle Faktoren (leptosomer Habitus, Flachthorax) mitbestimmend zu sein. Nicht selten finden sich dabei auch Herzrhythmusstörungen, meist in Form von ventrikulären Extrasystolen und gelegentlich stechende Schmerzen in der linken Thoraxregion. Nicht immer läßt sich ein Mitralklappenprolaps einer organischen Herzerkrankung zuordnen. Finden sich jedoch elektrokardiographisch Störungen der Erregungsrückbildung oder Zeichen einer Myokardinsuffizienz oder gar echte Angina pectoris-Symptome, dann muß diesem Syndrom ein Krankheitswert beigemessen werden. Ein Mitralklappenprolaps als Ausdruck einer Papillarmuskeldysfunktion kann sein Korrelat in einer koronaren Herzerkrankung haben, wobei die Myokardischämie im Bereich des Papillarmuskels ursächlich mit dem Mitralklappenprolapssyndrom in Verbindung zu bringen ist. In diesen Fällen finden sich meist auskultatorisch mesosystolische kurze Geräusche oder „Clicks" [8]. Auch im Rahmen einer Herzmuskelerkrankung sind Mitralklappenprolapssyndrome beobachtet worden. So fand sich bei Patienten mit echokardiographisch nachgewiesenem Mitralklappenprolaps und zusätzlichen, aber unspezifischen Zeichen einer myokardialen Erkrankung (z. B. Störungen der Erregungsrückbildung im EKG) in einem hohen Prozentsatz ein pathologischer morphologischer Befund anhand rechtsventrikulärer Myokardbiopsien [9].

Geht ein Mitralklappenprolaps mit Extrasystolen einher, dann empfiehlt sich die Medikation von Beta-Rezeptorenblockern, da auf diese Weise sowohl antiadrenerg-antiarrhythmisch als auch über einer Verringerung der Kraftentwicklung am Halteapparat der Mitralklappe mit konsekutiver Verminderung der mechanischen Reizung des Myokards eine Wirksamkeit erzielt werden kann. Eine Behandlung mit Beta-Rezeptorenblockern zur Prophylaxe von Herzrhythmusstörungen empfiehlt sich dabei auch schon deshalb, weil Beobachtungen von plötzlichen Todesfällen bei solchen Patienten im Schrifttum mitgeteilt wurden (10). Welche Bedeutung diesen Beobachtungen hinsichtlich einer Verallgemeinerung zukommt, ist bisher allerdings noch offen, zumal der natürliche Verlauf des Mitralklappenprolapssyndroms bisher unbekannt ist.

Kardioselektivität, intrinsische Aktivität

Es besteht kein Zweifel, daß die meisten Studien, die bei Patienten unter dem Einfluß von Beta-Rezeptorenblockern gemacht worden sind, sich auf Propranolol beziehen. Propranolol besitzt allerdings gegenüber neueren Beta-Rezeptorenblockern eine verhältnismäßig geringe Kardioselektivität, wobei die Gefahr einer bronchialen Obstruktion vergleichsweise eher zu erwarten ist. Es ist eine klinische Erfahrung, daß im Vergleich zur Anwendungshäufigkeit nur verhältnismäßig selten Asthma bronchiale-Komplikationen unter einer Beta-Rezeptorenblockertherapie auftreten. Es ist aber sicher ratsam, bei Patienten, die zu Asthma bronchiale prädisponiert sind – etwa bei asthmoiden Bronchitiden oder bei chronischen Bronchitiden im fortgeschrittenen Lebensalter –, **Beta-Rezeptorenblocker mit einer höheren Kardioselektivität** zu bevorzugen, z. B. Acebutolol (Prent), Metoprolol (Beloc, Lopresor). Auch sollten bei kritisch Kranken eher Beta-Rezeptorenblocker bevorzugt werden, die eine verhältnismäßig kurze Wirkhalbwertzeit besitzen, wie beispielsweise Oxprenolol (Trasicor). Dies gilt besonders für die Anfangsdosierung. Das Übergehen auf einen Beta-

Rezeptorenblocker mit längerer Halbwertzeit ist selbstverständlich möglich und ohne zusätzliche Risiken. Zu den einzelnen Nebenwirkungen der Beta-Rezeptorenblockade s. S. 89. Die zahlreichen, im Handel befindlichen Beta-Rezeptorenblocker unterscheiden sich nicht nur hinsichtlich ihrer Kardioselektivität, sondern auch hinsichtlich einer sog. intrinsischen Aktivität. Man versteht darunter neben einer beta-blockierenden Wirkung eine zusätzliche geringe adrenerge Komponente (s. S. 20). Diese Eigenschaft soll vor bedrohlichen Bradykardien, besonders bei höheren Dosierungen, schützen. So überzeugend dies im Tierexperiment dargestellt werden kann, so ist doch fraglich, ob unter klinischen Bedingungen dieser Effekt eine Bedeutung hat. Es zeigt sich nämlich, daß auch in niedrigeren Dosierungen bei Anwendung von Beta-Rezeptorenblockern mit intrinsischer Aktivität Bradykardisierungen auftreten. Vergleichende Studien zu diesem Gesichtspunkt liegen nicht in ausreichender Dignität und Zahl vor. Immerhin wird man beim ohnehin zu langsamer Herzfrequenz neigenden Patienten, bei dem eine Beta-Rezeptorenblockade indiziert ist, solche Medikamente mit intrinsischer Aktivität bevorzugen (Tabelle 7). In Acebutolol (Prent) steht ein Beta-Rezeptorenblocker zur Verfügung, der neben einer hohen Kardioselektivität gleichzeitig eine intrinsische Aktivität besitzt.

Kombinationsbehandlung mit anderen Pharmaka

Die Kombinationsbehandlung von Beta-Rezeptorenblockern mit anderen Pharmaka ist bei zahlreichen Herzerkrankungen notwendig. Die negativ-inotropen Nebenwirkungen von Beta-Blockern werden durch die gleichzeitige Anwendung von Antiarrhythmika im engeren Sinne verstärkt. Nicht nur aus diesem Grunde, sondern auch wegen der nicht immer übersichtlichen gegenseitigen Beeinflussung ist bei der kombinierten Anwendung von Beta-Rezeptorenblockern mit Antiarrhythmika besondere Sorgfalt nötig. Es empfiehlt sich dann, die besonderen Wirkeigenschaften hinsichtlich der Verlängerungen von AH- und HV-Zeit für die Auswahl der Kombinationsbehandlung zu berücksichtigen. Zu achten ist besonders auf die Vermeidung einer Hypokaliämie, da unter diesen Umständen die Wirksamkeit antiarrhythmischer Pharmaka herabgesetzt sein kann. Auch ist an die Möglichkeit der Kumulation von Beta-Rezeptorenblockern zu denken, die z. T. renal eliminiert werden, besonders wenn sie weniger lipophil sind, und die deshalb bei verminderter renaler Filtration niedriger dosiert werden müssen (Einzelheiten s. S. 14 bzw. 44).
Als wichtigste *Nebenwirkungen* sind zu nennen eine Bradykardie, ferner AV-Blockierungen I., II. und III. Grades bei vorbestehenden AV-Leitungsstörungen, ferner die Auslösung oder Verschlimmerung einer Herzinsuffizienz sowie das Auftreten einer bronchialen Obstruktion (s. S. 89 ff.).

Literatur s. S. 110

Tabelle 7. Einteilung der Beta-Rezeptorenblocker ([15])
β-Adrenozeptoren-Blocker

| Nicht kardioselektiv ($\beta_1\ \beta_2$) | | | | Relativ kardioselektiv (vorwiegend β_1) | | | |
| mit ISA | | ohne ISA | | mit ISA | | ohne ISA | |
Freiname	Markenname	Freiname	Markenname	Freiname	Markenname	Freiname	Markenname
Alprenolol 3 × 50–100 mg	Aptin	Bupranolol 3 × 40–80 mg	Betadrenol	Acebutol 2–4 × 200 mg	Prent Neptall	Atenolol 2 × 50 mg	Tenormin
Oxprenolol 3 × 40 mg	Trasicor	Methypranol 3 × 10–20 mg	Disorat	Bunitrolol 3 × 10 mg	Stresson	Metoprolol 2 × 50 mg	Beloc Lopresor
Pindolol 3 × 5 mg	Visken	Nadolol 1 × 80–160 mg	Solgol				
		Propranolol 3 × 40 mg	Dociton				
		Sotalol 3 × 80–160 mg	Sotalex				
		Timolol 2 × 5–10 mg	Temserin				

4. Hypertonie

Klaus O. Stumpe

Seit den ersten Berichten von Prichard (1964) über den blutdrucksenkenden Effekt von beta-adrenergen Rezeptorenblockern hat die Bedeutung dieser Substanzen für die Therapie der arteriellen Hypertonie ständig zugenommen [1]. Die bevorzugte Anwendung des neuen medikamentösen Behandlungsprinzips erklärt sich aus seiner Effektivität und guten Verträglichkeit. So treten die unter konventionellen Antihypertensiva beobachteten Nebenwirkungen, wie orthostatische Hypotonie, Mundtrockenheit, nasale Kongestion und Potenzstörungen, nicht auf. Auch Müdigkeit, depressive Verstimmung und Konzentrationsstörungen sind äußerst selten. Die Beta-Sympathikolyse erlaubt daher dem Arzt, die gewünschte Blutdrucksenkung mit einem Minimum an Nebenwirkungen herbeizuführen und hierdurch die meist mangelhafte Kooperationsbereitschaft (Compliance) des Hypertonikers zu verbessern.
In der Bundesrepublik stehen etwa 20 Beta-Rezeptorenblocker kommerziell zur Verfügung, die sich bei angepaßter Dosierung hinsichtlich ihres blutducksenkenden Effekts nicht wesentlich voneinander unterscheiden.
Sämtliche Beta-Rezeptorenblocker wirken über eine kompetitive Hemmung der Katecholamineffekte auf beta-adrenerge Rezeptoren. Ihre pharmakologische Stärke wird durch ihre unterschiedliche Fähigkeit determiniert, eine Isoprenalin-induzierte Tachykardie zu inhibieren.
Beta-Rezeptorenblocker werden hinsichtlich ihrer Organspezifität eingeteilt. Acebutolol, Atenolol, Metoprolol und das nicht mehr eingesetzte Practolol werden als „kardioselektiv" bezeichnet. Sie sind 50–100mal potenter, kardiale beta-adrenerge Rezeptoren (Beta$_1$-Rezeptoren) zu hemmen als Beta-Rezeptoren der peripheren Gefäße und der glatten Bronchialmuskulatur (Beta$_2$-Rezeptoren) [2]. Die anderen Beta-Rezeptorenblocker sind nicht kardioselektiv und blockieren Beta$_1$- und Beta$_2$-Rezeptoren. Diese Unterteilung erfährt aber durch die Beobachtung, daß kardioselektive Betablocker bei höheren Dosen sowohl auf Beta$_1$- als auch auf Beta$_2$-Rezeptoren wirken, eine Einschränkung [3]. Kardioselektive Blocker sind daher ebenso wie die nichtkardioselektiven Blocker bei Asthma bronchiale kontraindiziert.
Mehreren Beta-Rezeptorenblockern ist eine geringgradige, aber meßbare agonistische Reaktion eigen, wenn sie in Abwesenheit eines primären Agonisten wie Isoprenalin oder Adrenalin auf beta-adrenerge Rezeptoren einwirken. Man hat dieses agonistische Verhalten als Intrinsic-Sympathicomimetic-Activity (ISA) (sympathikomimetische Eigenwirkung) bezeichnet und als charakteristische Eigenschaft von Acebutolol, Alprenolol, Oxprenolol, Pindolol und Practolol nachgewiesen. Die anderen Beta-Rezeptorenblocker wie Atenolol, Meto-

Tabelle 1. Beta-Rezeptorenblocker, pharmakologische Eigenschaften und Dosierung

	Präparat	mg	ISA[a]	Rezeptor-affinität	Lipophilität	Dosis [mg]
Propranolol	Dociton	(80)	θ	$\beta_1 + \beta_2$	+ +	$2\text{–}3 \times 40\text{–}2 \times 240$
Timolol	Temserin	(10)	θ	$\beta_1 + \beta_2$	+	$2 \times 5\text{–}2 \times 10$
Nadolol	Solgol	(120)	θ	$\beta_1 + \beta_2$	+ +	$1 \times 60\text{–}120$
Sotalol	Sotalex	(160)	θ	$\beta_1 + \beta_2$	θ	$2\text{–}3 \times 80\text{–}2 \times 320$
Pindolol	Visken	(5/15)	+ +	$\beta_1 + \beta_2$	+	$3 \times 5\text{–}2 \times 15$
Oxprenolol	Trasicor	(80)	+	$\beta_1 + \beta_2$	+	$3 \times 40\text{–}3 \times 80$
	T.ret.	(160)				(Retard: 1×160)
Atenolol	Tenormin	(100)	θ	β_1	θ	$1 \times 50\text{–}200$
Metoprolol	{Lopresor {Beloc	(100)	θ	β_1	+	$2\text{–}3 \times 50\text{–}100$
Acebutolol	Prent	(250)	+	β_1	+	$2 \times 250\text{–}500$

[a] sympathikomimetische Eigenwirkung

prolol, Propranolol, Sotalol, Timolol und andere (Tabelle 1) haben keinen meßbaren agonistischen Effekt [4].

Aufgrund bisher vorliegender Untersuchungen kann man feststellen, daß relative Unterschiede in der pharmakologischen Wirkstärke, der Kardioselektivität,
der intrinsic-sympathikomimetischen Aktivität und der membranstabilisierenden Eigenschaft für den antihypertensiven Effekt von untergeordneter Bedeutung sind [5].

Wirkungsmechanismus

Trotz ihrer weit verbreiteten Anwendung in der Hochdrucktherapie ist der
Mechanismus, über den die Beta-Rezeptorenblocker ihren antihypertensiven
Effekt ausüben, unklar. Im wesentlichen sind drei Hypothesen zur Erklärung
der blutdrucksenkenden Wirkung entwickelt worden: Sie betreffen eine Ab-
nahme der kardialen Kontraktilität, eine Hemmung der Reninfreisetzung und
Veränderungen der zentralnervösen katecholaminergen Aktivität.

Blutdruckabfall als Folge einer Abnahme der myokardialen Kontraktilität

Erste Untersuchungen hatten gezeigt, daß der blutdrucksenkende Effekt von
Propranolol mit einer Abnahme des Herzzeitvolumens (HZV) einherging, ohne
daß sich der periphere Widerstand änderte. Dieser Befund führte zu der Ver-
mutung, daß die antihypertensive Wirkung vor allem die Folge eines verminder-

ten Herzzeitvolumens war [6], und daß eine Beta-Rezeptorenblockade insbesondere bei Patienten mit hohem Herzzeitvolumen zu einem wesentlichen Blutdruckabfall führen würde. Neuere Untersuchungen weisen aber darauf hin, daß dem blutdrucksenkenden Effekt komplexere Mechanismen zugrunde liegen und hämodynamische Parameter keine zuverlässigen Vorhersagen über das Ansprechen auf eine Beta-Rezeptorenblockade erlauben [7].

Ein deutlicher Unterschied scheint zwischen den akuten und chronischen Effekten einer Beta-Rezeptorenblockade auf die Hämodynamik und den Blutdruck zu bestehen. Während das HZV und die Pulsfrequenz sowohl unter akuter intravenöser als auch unter chronischer oraler Applikation von Propranolol abnehmen, fällt der arterielle Blutdruck erst nach längerer Therapie signifikant ab [8]. Das bedeutet, daß der periphere Widerstand zu Beginn der Beta-Rezeptorenblockade erhöht ist und erst durch längere Behandlung mit Propranolol herabgesetzt wird. Somit scheint der antihypertensive Effekt von Propranolol die Folge einer Adaptation des peripheren Widerstandes an ein vermindertes HZV zu sein [9].

Beta-Rezeptorenblocker mit sympathikomimetischer Eigenwirkung und/oder Kardioselektivität haben bei vergleichbarer Blutdrucksenkung offensichtlich einen geringen Einfluß auf das Herzzeitvolumen. Der antihypertensive Effekt des kardioselektiven Beta-Rezeptorenblockers Practolol kann in einigen Fällen von einem Anstieg des Herzzeitvolumens begleitet sein [10]. Bei Ausbleiben einer Blutdrucksenkung hat die Reduktion des HZV im Mittel die gleiche Größenordnung wie bei Blutdruckabfall [7]. Diese Befunde machen deutlich, daß für die blutdrucksenkende Wirkung der Beta-Rezeptorenblockade eine Abnahme des Herzzeitvolumens nicht notwendigerweise erforderlich ist. Der Blutdruckabfall korreliert am besten mit Änderungen des peripheren Widerstandes und am wenigsten mit Änderungen des Herzzeitvolumens [11].

Blutdrucksenkung als Folge einer Reninsuppression

Die meisten Beta-Rezeptorenblocker, insbesondere solche ohne sympathikomimetische Eigenwirkung, supprimieren den unter adrenerger Kontrolle stehenden Anteil der Reninproduktion durch die Niere. Renin ist das intrarenal produzierte Enzym, das für die Bildung des am stärksten wirksamen Vasokonstriktors Angiotensin II verantwortlich ist.

Die Arbeitsgruppe um Laragh [12] hat 1972 gezeigt, daß die Blutdrucksenkung unter Propranolol sowohl mit der Höhe der Plasma-Reninaktivität vor der Therapie als auch mit dem Ausmaß der Reninsuppression unter der Therapie eng korrelierte.

Diese Ergebnisse ließen vermuten, daß hypertensive Patienten mit hoher Plasma-Reninaktivität auf eine Beta-Rezeptorenblockade mit einer stärkeren Blutdrucksenkung reagierten, als Patienten mit niedrigen und normalen Reninwerten. Durch die Bestimmung der Plasma-Reninaktivität wäre es somit möglich, den antihypertensiven Effekt einer Beta-Rezeptorenblockade vorauszusagen.

Andere Untersuchergruppen [13, 14, 15] konnten keinen Zusammenhang zwi-

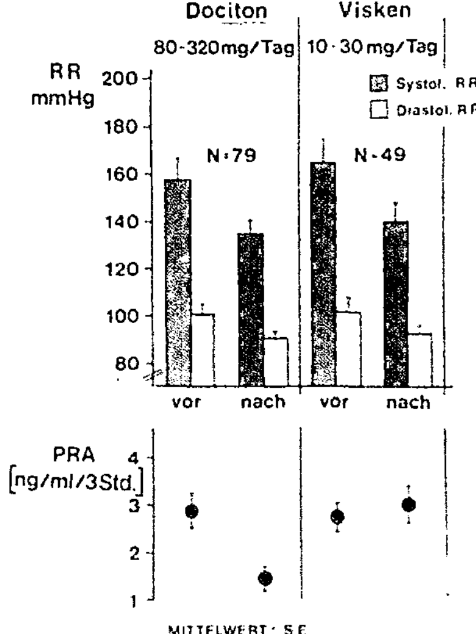

Abb. 1. Vergleichbarer Blutdruckabfall nach Propranolol und Pindolol in Gegenwart einer unterschiedlichen Reninsuppression

schen dem antihypertensiven und reninsupprimierenden Effekt von Propranolol nachweisen. Insbesondere fand sich kein Anhalt dafür, daß die Reninsuppression für die Blutdrucksenkung verantwortlich war. So führt bei jungen Hypertonikern mit hoher Plasma-Reninaktivität, bei denen die Blutdrucksenkung durch Propranolol von einer ausgeprägten Reninsuppression begleitet war, die Infusion des Angiotensin II-Antagonisten Saralasin nach Absetzen von Propranolol zu keinem Blutdruckabfall [16]. Auch lassen sich wesentliche Unterschiede zwischen den verschiedenen Beta-Rezeptorenblockern hinsichtlich ihrer Reninsupprimierenden Wirksamkeit nachweisen. Der Beta-Rezeptorenblocker Pindolol (Visken) hat bei chronischer Applikation einen gleich starken blutdrucksenkenden Effekt wie Propranolol (Dociton) (Abb. 1). Während aber der Blutdruckabfall unter Propranolol mit einer ausgeprägten Reninsuppression einhergeht, ändert sich die Plasma-Reninaktivität unter Pindolol nicht oder steigt bei einigen Patienten eher geringgradig an [16]. Auch Alprenolol, Oxprenolol und der kardioselektive Blocker Practolol beeinflussen die Plasma-Reninaktivität nur unwesentlich, was auf die partielle agonistische Aktivität dieser Substanzen zurückgeführt worden ist.

Der kardioselektive Beta-Rezeptorenblocker Metoprolol scheint sowohl die Ruhe- als auch die durch Furosemid stimulierte Reninaktivität zu senken. Für Atenolol wurde von einigen Autoren eine Reninsuppression [17], von anderen dagegen ein fehlender Einfluß auf die Enzymproduktion [18] beschrieben. Die Blutdrucksenkung war in beiden Kollektiven gleich stark.

Aufgrund bisher vorliegender Ergebnisse läßt sich feststellen, daß eine signifikante und kausale Beziehung zwischen der Renin-supprimierenden und blutdrucksenkenden Wirkung einer Beta-Rezeptorenblockade nicht besteht. Weitere Untersuchungen sind aber erforderlich, um zu klären, ob z. B. Propranolol aufgrund seines ausgeprägten Hemmeffektes auf die Reninsekretion bei renaler

Hypertonie mit hoher Plasma-Reninaktivität eine stärkere Blutdrucksenkung
bewirkt, als andere Betablocker mit geringerer Reninhemmung. Dabei ist fraglich, ob Renin überhaupt eine entscheidende Rolle für die Aufrechterhaltung
der schweren renalen Hypertonie spielt.

Blutdrucksenkung als Folge eines zentralnervösen Effektes

Man hat angenommen, daß Beta-Rezeptorenblocker den Blutdruck über zentralnervöse Mechanismen senken, ähnlich der Wirkung von Clonidin und Alpha-Methyldopa. Eine solche Annahme wird durch die Beobachtung gestützt,
daß die Injektion von Propranolol in die Hirnventrikel von Tieren zu einer
raschen Blutdrucksenkung führt [19]. Auch sind hohe Konzentrationen von
Propranolol im Gehirngewebe von verstorbenen Patienten, die kurz vor ihrem
Tod mit Propranolol behandelt wurden, nachgewiesen worden [20]. Dies ist auf
die hohe Fettlöslichkeit von Propranolol und die rasche Äquilibrierung zwischen Plasma und ZNS zurückzuführen. Schließlich wäre die klinische Beobachtung, daß Beta-Rezeptorenblocker – insbesondere in hoher Dosierung – bei
einigen Patienten Nebenwirkungen, wie Müdigkeit, Träume, Halluzinationen
und gelegentlich Depressionen, auslösen können, mit der Annahme einer zentralnervösen Wirkung vereinbar [21]. Andererseits scheinen Bestimmungen der
Katecholamine im Urin oder Plasma gegen eine zentralnervös vermittelte Blutdrucksenkung zu sprechen. Theoretisch müßte man erwarten, daß die als Folge
der Beta-Rezeptorenblockade auftretende Abnahme des zentralen sympathischen Ausflusses von einem Abfall der Katecholamine begleitet ist. Neuere
Untersuchungen haben aber gezeigt, daß sowohl die Gabe von kardioselektiven
als auch von nichtkardioselektiven Beta-Rezeptorenblockern eher von einer
Zunahme der Katecholamine im Plasma und Urin begleitet ist [22, 23]. Die
Veränderungen lassen sich sowohl unter Ruhebedingungen als auch unter körperlicher Belastung nachweisen. Diese Ergebnisse sind nicht mit der Annahme
eines verminderten zentralnervösen sympathischen Ausflusses als Ursache des
antihypertensiven Effektes einer Beta-Rezeptorenblockade vereinbar. Andererseits sind die Intermediäreffekte der Beta-Rezeptorenblocker wie z. B. auf
die präsynaptische Noradrenalinaufnahme noch weitgehend unklar. Man kann
daher nicht ausschließen, daß sich unter einer Beta-Rezeptorenblockade die
zirkulierende Noradrenalinkonzentration paradox in Gegenwart zentral vermit-
telter Änderungen im sympathischen Ausfluß verhält [24]. Insgesamt sprechen
die bisher vorliegenden Befunde eher gegen als für eine zentralnervöse Wirkung
der Beta-Rezeptorenblocker.

Ausmaß der Blutdrucksenkung: Beziehung zur Dosis- und zur Plasmakonzentration

Die blutdrucksenkende Effektivität einer Beta-Rezeptorenblockade unterliegt
ausgeprägten interindividuellen Schwankungen. Bei größeren nichtselektionierten Kollektiven läßt sich im Mittel eine Senkung des systolischen Blutdrucks um

15–20% und des diastolischen Blutdrucks um 10–15% beobachten. Der antihypertensive Effekt dieser Substanzen ist demnach quantitativ am besten mit dem der Thiaziddiuretika vergleichbar. Bei Patienten, die auf eine Beta-Rezeptorenblockade ansprechen, stellt der blutdrucksenkende Effekt gewöhnlich eine Funktion der Plasmakonzentration dar. Dies gilt insbesondere für Beta-Rezeptorenblocker mit hoher hepatischer Clearance, wie z. B. Propranolol und Alprenolol. Das Ausmaß der Blutdrucksenkung kann daher nicht allein aufgrund einer oralen Dosis vorhergesagt werden. Diejenigen Beta-Rezeptorenblocker, die weitgehend durch die Leber metabolisiert werden, weisen nach oraler Applikation starke interindividuelle Schwankungen in der Plasmakonzentration auf. Dies ist Folge einer unterschiedlichen Metabolisierungsrate durch die Leber, die z. T. genetisch determiniert sein kann. Nach Gabe von Beta-Rezeptorenblockern, die im wesentlichen durch die Niere ausgeschieden werden, variiert die Plasmakonzentration weniger, vorausgesetzt, die Nierenfunktion ist intakt. Gewöhnlich sind Plasmaspiegel, die zu einer effektiven Beta-Rezeptorenblockade führen, auch ausreichend, um einen antihypertensiven Effekt herbeizuführen [25]. Bei einigen Patienten scheinen aber die für eine maximale blutdrucksenkende Wirkung erforderlichen Plasmakonzentrationen über denjenigen zu liegen, die für eine Beta-Rezeptorenblockade erforderlich sind [26]. Signifikante Korrelationen zwischen der blutdrucksenkenden Wirkung von Beta-Rezeptorenblockern und ihren Plasmaspiegeln sind insbesondere für Propranolol, Pindolol und Sotalol beschrieben worden [2]. Bei anderen Beta-Rezeptorenblockern, wie z. B. Alprenolol, Metoprolol, Practolol und Oxprenolol, ließen sich derartige Korrelationen nicht sicher nachweisen.

Insgesamt kann man feststellen, daß eine Standard-Beta-Rezeptorenblockerdosis, die in jedem Fall von einer bestimmten Plasmakonzentration und einer voraussagbaren Blutdrucksenkung begleitet ist, nicht existiert. Für jeden Patienten muß durch Titration der therapeutischen Reaktion die individuelle Dosis herausgefunden werden. Bestimmungen der Plasmakonzentrationen haben keine große praktische Bedeutung. Sie können dann sinnvoll sein, wenn Patienten unter hoher Beta-Rezeptorenblockerdosis keine Veränderung des Blutdrucks oder anderer hämodynamischer Parameter zeigen [2].

Vergleichbarer antihypertensiver Effekt

Sämtliche zur Verfügung stehenden Beta-Rezeptorenblocker haben bei angepaßter Dosierung einen vergleichbaren blutdrucksenkenden Effekt. In Abb. 2 ist die Wirkung von vier verschiedenen Beta-Rezeptorenblockern auf den systolischen und diastolischen Blutdruck im Liegen und Stehen dargestellt. Die Dosishöhe der einzelnen Beta-Rezeptorenblocker verhält sich proportional zu der betablockierenden Potenz dieser Substanzen im Tierexperiment. Der systolische und diastolische Blutdruckabfall nach dreiwöchiger Therapie war für alle fünf Beta-Rezeptorenblocker gleich. Ein orthostatisch bedingter hypotensiver Effekt war nicht nachweisbar. Auch bestand kein Unterschied in der antihypertensiven Potenz zwischen kardioselektiven und nichtkardioselektiven Blockern. Ähnliche Befunde wurden von anderen Autoren erhoben [2, 27, 28].

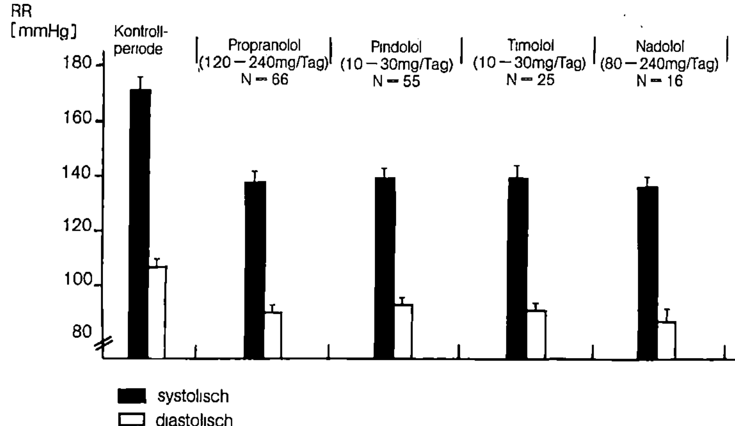

Abb. 2. Vergleichbarer antihypertensiver Effekt verschiedener Beta-Rezeptorenblocker bei Patienten mit normaler oder erhöhter Plasma-Reninaktivität

Beeinflussung der Pulsfrequenz

In Gegenwart eines vergleichbaren antihypertensiven Effektes kann die Abnahme der Pulsfrequenz unter den einzelnen Blockern unterschiedlich ausgeprägt sein. So führen Propranolol, Timolol und Metoprolol zu einem stärkeren Abfall der Herzfrequenz als Acebutolol, Oxprenolol und Pindolol [2, 27]. Es scheint, daß Beta-Rezeptorenblocker ohne sympathikomimetische Eigenwirkung die Pulsfrequenz mehr erniedrigen, als Beta-Rezeptorenblocker mit partieller agonistischer Aktivität.

Therapie

Häufigkeit der Applikation

Bei den meisten Beta-Rezeptorenblockern läßt sich eine Diskrepanz zwischen der Dauer ihres pharmakologischen Effektes und ihres Plasmaspiegels nachweisen. Dies gilt sowohl für ihre beta-blockierende als auch antihypertensive Wirkung, die jede für sich auch dann noch nachweisbar sein kann, wenn die Plasmakonzentration bereits auf nicht meßbare Werte abgefallen ist. Es ist denkbar, daß die im Vergleich zur pharmakodynamischen Halbwertzeit längere pharmakologische Halbwertzeit (Tabelle 2) z. T. die Folge einer Bindung der Substanz im Gewebe ist [29]. Die Dauer der Beta-Rezeptorenblockade ist auch dosisabhängig [30].
Aufgrund ihrer relativ langen pharmakologischen Halbwertzeit ist es möglich, die meisten Beta-Rezeptorenblocker 2mal täglich zu applizieren (Tabelle 1).

Tabelle 2. Plasmahalbwertzeit und äquipotente Dosis einiger Beta-Rezeptorenblocker

	Plasma- halbwertzeit[a] [Std]	Äquipotente Dosis[b]
Propranolol	3,5–6	1
Acebutolol	7 –8	4
Atenolol	6 –9	1
Bupranolol	3–4	1,2
Metoprolol	3–4	1,25
Nadolol	18–24	1
Oxprenolol	1,5–2	1
Oxprenolol retard	6 –8	1
Pindolol	3–4	0,125
Sotalol	5–13	2
Timolol	4–5	0,125

[a] Die Wirkungsdauer (= pharmakologische Halbwertzeit) ist bei allen Beta-Rezeptorenblockern länger

[b] Bezogen auf Propranolol

Dies gilt z. B. für Propranolol [31], Pindolol [32], Metoprolol [33] und für Oxprenolol [34]. Der kardioselektive Beta-Rezeptorenblocker Atenolol [35] und das nichtkardioselektive Nadolol (pharmakologische Halbwertzeit über 24 Std) haben nach 1mal täglicher Applikation einen guten antihypertensiven Effekt. Die 1–2mal tägliche Applikation von Beta-Rezeptorenblockern scheint nur zur Kontrolle der Hypertonie, nicht immer dagegen von Herzrhythmusstörungen und Angina pectoris-Symptomatik ausreichend zu sein [2].

Dosierung

Der Dosisbereich ist für die einzelnen Beta-Rezeptorenblocker unterschiedlich. Während z. B. Propranolol einen sehr großen effektiven Dosisbereich aufweist, der zwischen 40–4000 mg/Tag liegt [36], zeigt der äquipotente Beta-Rezeptorenblocker Atenolol seinen maximalen antihypertensiven Effekt in dem sehr engen Dosisbereich zwischen 100 und 200 mg/Tag [2]. Für die meisten Beta-Rezeptorenblocker, mit Ausnahme vielleicht von Propranolol, findet sich eine Maximaldosis, über die hinaus keine weitere Blutdrucksenkung zu beobachten ist. Diese Dosis scheint z. B. für Atenolol bei 200 mg, für Oxprenolol bei 320–480 mg und für Pindolol bei 30 mg/Tag zu liegen.
Obwohl für Propranolol Höchstdosen zwischen 2000–4000 mg/Tag beschrieben wurden, läßt sich bei den meisten Patienten ein maximaler antihypertensiver Effekt mit Dosen zwischen 160 und 320 mg erzielen.
Beta-Rezeptorenblocker mit sympathikomimetischer Eigenwirkung, wie z. B. Pindolol, können bei hohen Dosen (45 mg/Tag und mehr) zu einem paradoxen Anstieg des Blutdrucks führen.
Obwohl der volle antihypertensive Effekt bei den meisten Patienten unter einer

Propranololdosis zwischen 160 und 320 mg oder Äquivalentdosen anderer Beta-Rezeptorenblocker auftritt, gibt es eine kleine Gruppe von Patienten (etwa 15–20%), die bereits auf geringe Beta-Rezeptorenblockerdosen (Propranolol z. B. 60–120 mg/Tag) mit einer Senkung oder Normalisierung des erhöhten Blutdrucks reagiert. Es empfiehlt sich daher, die Therapie mit relativ niedrigen Dosen einzuleiten. Eine Dosissteigerung ist in 1–2wöchentlichem Abstand möglich. Tritt nach adäquater Dosierung eine Blutdrucksenkung nicht ein, ist es wenig sinnvoll, auf einen anderen Beta-Rezeptorenblocker zu wechseln. Der blutdrucksenkende Mechanismus des neuen Beta-Rezeptorenblockers bleibt der gleiche und würde ebenfalls nicht wirksam werden. Insgesamt kann man feststellen, daß es eine Standarddosis, die eine Voraussage des antihypertensiven Effektes erlaubt, nicht gibt. Für jeden Patienten muß die Dosis unabhängig festgelegt werden.

Beginn der antihypertensiven Wirkung

Die Geschwindigkeit, mit der der antihypertensive Effekt einsetzt, unterliegt starken individuellen Schwankungen und ist nicht voraussagbar. Für Propranolol wurde zunächst angenommen, daß bis zum vollen Wirkungseintritt etwa 6–8 Wochen vergehen können. Neuere Untersuchungen haben aber gezeigt [37], daß die meisten Beta-Rezeptorenblocker ihren vollen Effekt innerhalb von 2 Wochen entfalten und darüber hinaus nur selten eine weitere Blutdrucksenkung beobachtet wird. Bei einigen Patienten läßt sich nach einer einmaligen Dosis ein maximaler antihypertensiver Effekt bereits nach wenigen Stunden beobachten. Für die praktische Beta-Rezeptorenblockertherapie kann man empfehlen, daß nach Einleitung der Beta-Rezeptorenblockade eine Dosissteigerung im Abstand von 1–2 Wochen vorgenommen werden sollte.

Auswahl der hypertensiven Patienten für eine Beta-Rezeptorenblockade

Für eine ideale antihypertensive medikamentöse Therapie ist u. a. zu fordern, daß sie selektiv ist, d. h. die besonderen pathophysiologischen Bedingungen des Patienten berücksichtigt und daß ihr Effekt voraussagbar ist. Die scheinbare Simplizität des Wirkungsmechanismus der Beta-Rezeptorenblocker hat zunächst zu der Annahme geführt, daß Beta-Rezeptorenblocker eine individuelle medikamentöse Behandlung der Hochdruckkrankheit ermöglichen würden. So schienen insbesondere junge Patienten mit hohem HZV, hoher Pulsfrequenz, labilen Blutdruckwerten und erhöhten Plasma-Reninwerten für eine Beta-Rezeptorenblockade geeignet zu sein. Diese Parameter normalisieren sich nach Einleitung der Beta-Rezeptorenblockade relativ rasch. Aufgrund neuerer Untersuchungen erscheint es aber fraglich, ob Alter, hohe Reninaktivität und gesteigertes Herzzeitvolumen als Präselektionskriteria für eine Beta-Rezeptorenblockade anzusehen sind.

Patienten mit hohem HZV und Grenzwerthypertonie

Etwa ein Drittel der Patienten mit „leichter", „labiler" oder sog. „Grenzwert-
hypertonie" hat ein geringgradig erhöhtes Herzzeitvolumen. Der Unterschied
zu normotensiven Kontrollen beträgt etwa 0,5 l/min [38]. Von einigen Autoren
konnte gezeigt werden, daß diese Gruppe von Patienten besonders gut mit
einem Blutdruckabfall auf eine Beta-Rezeptorenblockade reagiert [39, 40]. Andere Autoren waren nicht in der Lage, den antihypertensiven Effekt aufgrund
des vor der Therapie gemessenen Herzzeitvolumens vorauszusagen [41, 42].
Dies galt für kardioselektive und nichtkardioselektive Beta-Rezeptorenblocker.
Auch die Labilität des Blutdrucks scheint kein verläßliches Kriterium für eine
therapeutische Voraussage zu sein [24].

Hypertonie mit hoher Reninaktivität

Die bei Patienten mit essentieller Hypertonie nachgewiesenen Unterschiede in
der Plasma-Reninaktivität können z. T. Unterschiede in der Aktivität des sympathischen Nervensystems reflektieren [16, 43]. So kann man insbesondere die
bei jüngeren Hypertonikern relativ häufig (etwa 30%) zu beobachtenden erhöhten Reninwerte als Ausdruck eines gesteigerten adrenergen Tonus werten.
Diese Patienten scheinen auf eine Beta-Rezeptorenblockade mit einem stärkeren Blutdruckabfall zu reagieren, als Patienten mit normaler oder niedriger
Plasma-Reninaktivität [16, 44, 45]. Für die Praxis hat die Bestimmung der
Plasma-Reninaktivität als Präselektionskriterium keine Bedeutung. Einmal ist
die Messung dieses Enzyms methodisch zu aufwendig, um bei der großen Zahl
der behandlungsbedürftigen Hypertoniker in jedem Fall eine Analyse dieses
Systems vornehmen zu können. Andererseits kann eine erhöhte Plasma-Reninaktivität nicht ohne Einschränkung als verläßliches Kriterium für einen Thera-
pieerfolg angesehen werden. Die Aktivitätssteigerung des Systems kann sowohl
durch das sympathische Nervensystem als auch durch strukturelle renale Gefäß-
veränderungen bedingt sein. Im ersten Fall handelt es sich meist um junge
Patienten mit leichter Hypertonie und Zeichen eines gesteigerten adrenergen
Tonus, im zweiten Fall meist um Patienten mit fortgeschrittener Hypertonie und
Nierengefäßläsionen. Es ist unwahrscheinlich, daß trotz gleich stark erhöhter
Plasma-Reninaktivität das Ansprechen auf eine Beta-Rezeptorenblockade in
beiden Gruppen homogen sein wird. Die Bestimmung der Reninaktivität als
Präselektionskriterium für eine individuelle antihypertensive Therapie scheint
daher von untergeordneter Bedeutung zu sein [24].

Antihypertensiver Effekt und Alter

Untersuchungen in den vergangenen Jahren haben gezeigt, daß jüngere Patienten auf eine Beta-Rezeptorenblockade mit einem stärkeren Blutdruckabfall
reagieren als ältere Patienten. So fanden Bühler et al. [43] bei 80% von unter

40jährigen Patienten und nur bei 20% von über 60jährigen Patienten eine Normalisierung des diastolischen Blutdrucks nach Beta-Rezeptorenblockade. Ähnliche Befunde wurden von Stumpe et al. [46] erhoben. Andere Arbeitsgruppen halten das Alter der Patienten für einen weniger guten Präselektionsindex [41, 43]. Insgesamt kann man feststellen, daß ältere Patienten (über 60 Jahre) zwar in geringerem Prozentsatz und weniger gut auf eine Beta-Rezeptorenblockade ansprechen als jüngere Patienten, daß es aber durchaus indiziert ist – insbesondere wegen der geringen biochemischen Nebenwirkungen der Beta-Rezeptorenblocker –, diese Substanzen als Mittel der ersten Wahl bei älteren Patienten einzusetzen. Eine solche Empfehlung wird durch neuere Untersuchungen gestützt, in denen eine Verringerung des Herzinfarktrisikos unter Beta-Rezeptorenblockade nachgewiesen wurde [47, 48].

Differentialtherapie mit Beta-Rezeptorenblockern

Die zahlreichen zur Verfügung stehenden Beta-Rezeptorenblocker haben bei angepaßter Dosierung eine vergleichbare blutdrucksenkende Wirkung. Doch können sich aufgrund unterschiedlicher pharmakologischer Eigenschaften bezüglich ihrer Affinität für Beta-Rezeptoren, Lipophilität und sympathikomimetischer Eigenwirkung differentialtherapeutische Überlegungen ergeben, die die Entscheidung für den einen oder anderen Beta-Rezeptorenblocker im Einzelfall beeinflussen können (Tabelle 1). Zur Blutdrucksenkung kann man sowohl kardioselektive als auch nichtkardioselektive Beta-Rezeptorenblocker einsetzen. Kardioselektive Beta-Rezeptorenblocker oder $Beta_1$-Rezeptorenblocker hemmen weitgehend nur kardiale adrenerge Rezeptoren, während Beta-Rezeptorenblocker mit gleichzeitiger $Beta_2$-Rezeptoraffinität durch Beeinflussung der Beta-Rezeptoren in den Bronchien und peripheren Gefäßen eine gleichzeitige Broncho- und Vasokonstriktion begünstigen können. Die sog. Kardioselektivität ist jedoch relativ, da alle Beta-Rezeptorenblocker bei entsprechend hoher Dosierung den Bronchialwiderstand erhöhen und deshalb bei Asthmatikern und Patienten mit schwerer obstruktiver Bronchitis kontraindiziert sind [2]. Doch kann in Einzelfällen bei Auftreten eines leichten Bronchospasmus unter einem nichtkardioselektiven Beta-Rezeptorenblocker ein Wechsel auf einen selektiven Beta-Rezeptorenblocker eventuell ein Weiterführen der Behandlung möglich machen. Auch lassen sich bei Vorhandensein eines leichteren Bronchospasmus, wenn eine Beta-Rezeptorenblockade dringend indiziert ist, geringe Dosen eines $Beta_1$-Rezeptorenblockers ohne Gefahr applizieren, sofern gleichzeitig ein $Beta_2$-Rezeptorenstimulator wie Salbutamol (Sultanol) oder Fenoterol (Berotec) gegeben wird. $Beta_2$-Rezeptorenstimulatoren haben dagegen kaum einen Effekt bei Bronchospasmus als Folge einer nichtkardioselektiven Beta-Rezeptorenblockade [2].
Besteht vor Beginn der Behandlung eine niedrige Pulsfrequenz oder entwickelt sich unter der Therapie eine ausgeprägte Bradykardie, so kann die Behandlung mit einem Beta-Rezeptorenblocker mit sympathikomimetischer Eigenwirkung,

wie z. B. Acebutolol, Oxprenolol, Pindolol, eingeleitet oder auf eine solche
übergewechselt werden. Diese Substanzen beeinflussen die Pulsfrequenz gewöhnlich weniger stark [2].
Beta-Rezeptorenblocker mit sympathikomimetischer Eigenwirkung sind auch
beim Auftreten von peripheren Zirkulationsstörungen in Form von kalten Extremitäten indiziert. Besitzt der Beta-Rezeptorenblocker neben der sympathikomimetischen Eigenwirkung gleichzeitig noch Kardioselektivität, tritt das
Symptom kalte Extremitäten noch seltener auf, und ein Einsatz kann selbst bei
leichter Raynaud-Symptomatik versucht werden [2].
Der den peripheren Zirkulationsstörungen zugrunde liegende Mechanismus
entsteht möglicherweise in einer Reduktion des Herzzeitvolumens und einer
Blockade der durch Beta$_2$-Rezeptoren vermittelten Muskelgefäßdilatation.
Andererseits können Beta-Rezeptorenblocker mit sympathikomimetischer Eigenwirkung, insbesondere bei hoher Dosierung, Symptome wie Schwitzen,
Herzklopfen, innere Unruhe oder sogar einen Blutdruckanstieg hervorrufen. In
diesen Fällen empfiehlt sich ein Wechsel auf einen Beta-Rezeptorenblocker
ohne sympathikomimetische Eigenwirkung.
Die bei einigen Beta-Rezeptorenblockern auftretenden zentralnervös bedingten Nebenwirkungen wie Schlaflosigkeit, Alpträume oder Müdigkeit lassen sich
eventuell dadurch beheben, daß man auf einen Beta-Rezeptorenblocker, der
weniger gut in das Gehirngewebe eindringt, wie z. B. Atenolol oder Sotalol,
umwechselt.

Beta-Rezeptorenblocker oder Diuretika als Mittel der ersten Wahl

Die Frage, ob ein Beta-Rezeptorenblocker oder ein Diuretikum als Mittel der
ersten Wahl bei der Einleitung der Hochdruckbehandlung gegeben werden soll,
läßt sich zur Zeit noch nicht endgültig beantworten. Der antihypertensive Effekt
beider Substanzen ist bei einem nichtselektionierten Patientengut etwa vergleichbar, und die seltenen subjektiven Nebenwirkungen werden bei beiden
Therapieformen gleich gut toleriert.
Es könnte sich allerdings in Zukunft herausstellen, daß die Beta-Rezeptorenblocker aufgrund ihrer geringeren *biochemischen* Nebenwirkungen den Diuretika als Mittel der ersten Wahl vorzuziehen sind. Gemeint sind weniger die
unter Diuretika auftretenden Veränderungen der Kalium-, Glucose- oder
Harnsäurekonzentrationen, sondern die kürzlich beobachteten Störungen im
Lipidstoffwechsel, insbesondere die Zunahme der Plasma-Triacylglycerine und
der Beta-Lipoproteine [49]. Derartige Veränderungen können mit einem erhöhten Risiko einer koronaren Herzerkrankung einhergehen. Da es andererseits Befunde gibt, die auf eine Abnahme des Herzinfarktrisikos bei mit Beta-
Rezeptorenblockern behandelten Hypertonikern hinweisen [50], würde eine
zukünftige Bestätigung dieser Befunde die Entscheidung zugunsten der Beta-
Rezeptorenblocker verschieben.
Auch die Frage, inwieweit das Alter des Patienten die Entscheidung zugunsten
des Diuretikums oder des Beta-Rezeptorenblockers zusätzlich beeinflussen
kann, läßt sich nur schwer beantworten. Insgesamt scheinen ältere Patienten auf

Diuretika mit einem stärkeren Blutdruckabfall zu reagieren, als auf Beta-Rezeptorenblocker. Es ist daher vorgeschlagen worden, bei Patienten über 65 Jahre ein Diuretikum als Mittel der ersten Wahl einzusetzen.

Da aber andererseits Beta-Rezeptorenblocker zu geringeren biochemischen Nebenwirkungen führen und auch bei älteren Patienten den Blutdruck senken, kann man diese Substanz, insofern keine Kontraindikationen vorliegen, auch im höheren Alter als Mittel der ersten Wahl ansehen.

Kombinationstherapie

Je höher der initiale Blutdruck ist, desto eher wird sich durch alleinige Beta-Rezeptorenblockade eine Blutdrucknormalisierung nicht erreichen lassen. In diesen Fällen kann die zusätzliche Gabe eines antihypertensiven Medikamentes mit anderem Wirkungsmechanismus von einem weiteren Blutdruckabfall begleitet sein. Unter dem Gesichtspunkt einer nebenwirkungsarmen Therapie empfiehlt sich bei normaler oder nur leichter Einschränkung der Nierenfunktion (Kreatininkonzentration im Serum nicht über 177 µmol/l [2 mg%]), den Beta-Rezeptorenblocker zunächst mit einem Diuretikum vom Thiazidtyp zu kombinieren. Diese Substanzen führen zu einem zusätzlichen Abfall des mittleren Blutdrucks zwischen 15 und 20% [51] und haben den Vorteil, daß sie nebenwirkungsarm sind. Ist die Nierenfunktion eingeschränkt, sollte anstelle des Thiaziddiuretikums ein stark wirksames Schleifendiuretikum, wie Furosemid (Lasix) 80–200 mg/Tag, gegeben werden.

Beta-Rezeptorenblocker und Diuretika liegen seit kurzem auch als *fixe Kombination* vor (Tabelle 3) und scheinen bei einmal täglicher Dosierung in 70–80% aller unkomplizierten mittelschweren Hypertonien zu einer Blutdrucknormalisierung zu führen [52]. Diese fixen antihypertensiven Kombinationen kann man immer dann einsetzen, wenn aufgrund der Blutdruckhöhe eine Normalisierung des Drucks durch eine Monotherapie mit Beta-Rezeptorenblockern oder Diuretika unwahrscheinlich ist oder wenn die monotherapeutische Anwendung des Beta-Rezeptorenblockers oder des Diuretikums zu keinem Erfolg geführt hat.

Tabelle 3. Beta-Rezeptorenblocker-Diuretikum-Kombinationen

„Antra"	Alprenolol 100 mg Hydrochlorothiazid 10 mg
„Moducrin"	Timolol 10 mg Hydrochlorothiazid 25 mg Amilorid 2,5 mg
„Torrat"	Methypranol 20 mg Butizid 2,5 mg
„Trasitensin retard"	Oxprenolol 160 mg Chlortalidon 20 mg
„Viskaldix"	Pindolol 10 mg Clopamid 5 mg

Tabelle 4. Beta-Rezeptorenblocker in der „Stufentherapie" der Hochdruckkrankheit

Stufe 1	Beta-Rezeptorenblocker
Stufe 2	Beta-Rezeptorenblocker + Diuretikum
Stufe 3	Beta-Rezeptorenblocker + Diuretikum + Vasodilatator
Stufe 4	Beta-Rezeptorenblocker + Diuretikum + Vasodilatator + Clonidin

Einige Patienten mit schwerer Hypertonie benötigen häufig ein drittes oder viertes Medikament (Tabelle 4). Es hat sich gezeigt, daß die Ergänzung der Beta-Rezeptorenblocker-Diuretikum-Kombination durch einen Vasodilatator eine zusätzliche Blutdrucksenkung hervorruft. Bewährt hat sich der Vasodilatator Dihydralazin (Nepresol) in einer Dosis zwischen $3 \times 25 – 3 \times 50$ mg täglich. Auch Prazosin (Minipress), das über eine postsynaptische alpha-adrenerge Blockade den peripheren Widerstand senkt, kann zusammen mit der Beta-Rezeptorenblocker-Diuretikum-Kombination zu einem weiteren Blutdruckabfall führen. Prazosin sollte zunächst immer in niedriger Dosierung (3×5 mg/Tag) gegeben werden, um die Möglichkeit einer initialen hypotensiven Reaktion („first dose effect") auszuschließen. Die erste Dosis (0,5 mg) sollte daher abends vor dem Schlafengehen genommen werden [2].

Vasodilatatoren in Kombination mit Beta-Rezeptorenblockern haben sich auch dann bewährt, wenn unter alleiniger Beta-Rezeptorenblockertherapie periphere Zirkulationsstörungen oder eine ausgeprägte Bradykardie auftreten. Auch führt die gemeinsame Applikation von Beta-Rezeptorenblocker und Vasodilatator häufig dann zu einem Erfolg, wenn der Blutdruck im Stehen unter einer Beta-Rezeptorenblockermonotherapie nicht oder nur geringgradig gesenkt werden konnte. Als weitere Medikamente können der Beta-Rezeptorenblocker-Diuretikum-Vasodilatator-Kombination Sympathikolytika wie Alpha-Methyldopa, Clonidin oder Guanethidin hinzugefügt werden. Clonidin soll in Kombination mit dem Beta-Rezeptorenblocker Sotalol bei einigen Patienten zu einem Blutdruckanstieg führen [53].

Nierenfunktion und Beta-Rezeptorenblockade

Eine Verschlechterung der Nierenfunktion nach chronischer Behandlung mit Propranolol, Oxprenolol und Pindolol ist für Patienten mit eingeschränkter Nierenfunktion beschrieben worden [54, 55]. Diese Veränderungen unter Beta-

Rezeptorenblockern sind allerdings extrem selten, und es hat sich gezeigt, daß Beta-Rezeptorenblocker eine effektive Kontrolle des erhöhten Blutdrucks bei Patienten mit mäßiger bzw. schwerer Niereninsuffizienz erlauben. Dennoch sollte man bei diesen Patienten die Effekte der Beta-Rezeptorenblocker, insbesondere auch die renalen Parameter (Kreatininkonzentration im Serum), regelmäßig kontrollieren und möglicherweise die Dosis reduzieren. Dies gilt insbesondere für Beta-Rezeptorenblocker, die z. T. über die Niere ausgeschieden werden, wie z. B. Sotalol.

Acebutolol, Atenolol, Pindolol und Timolol werden in unterschiedlichem Maße sowohl über die Nieren als auch durch die Leber eliminiert. Alprenolol, Metoprolol und Propranolol werden nahezu ausschließlich durch die Leber metabolisiert. Bei eingeschränkter Nierenfunktion ist nach oraler Propranololapplikation der Lebermetabolismus erheblich reduziert, und die Spitzenkonzentrationen im Blut sind entsprechend erhöht [56]. Auch die Metaboliten von Propranolol und anderen Beta-Rezeptorenblockern steigen bei eingeschränkter Nierenfunktion im Plasma an. Über ihre therapeutische Wirksamkeit ist wenig bekannt. Aus diesem Grunde empfiehlt es sich, bei Kreatininwerten über 177 µmol/l (2 mg%) die Beta-Rezeptorenblockerdosis zu reduzieren. Bei eingeschränkter Nierenfunktion, insbesondere wenn die Kreatininkonzentration über 177 µmol/l (2 mg%) liegt, sollten die Beta-Rezeptorenblocker nicht mehr mit Thiazidpräparaten, sondern mit stark wirksamen Schleifendiuretika wie Furosemid (Lasix) kombiniert werden.

Kontraindikationen

Die wichtigsten Kontraindikationen sind in Tabelle 5 dargestellt. Bei manifester Herzinsuffizienz, Asthma bronchiale und AV-Blockierung II. und III. Grades sind Beta-Rezeptorenblocker kontraindiziert. Läßt sich durch Digitalisierung eine Kompensation des insuffizienten Herzens erreichen, können Beta-Rezeptorenblocker vorsichtig und unter häufiger Kontrolle eingesetzt werden. Eine ausgeprägte Sinusbradykardie unter 50/min stellt eine Kontraindikation dar.

Tabelle 5. Kontraindikationen für Beta-Rezeptorenblocker

Asthma bronchiale
Herzinsuffizienz
AV-Block II. und III. Grades
Bradykardie <50/min
Phäochromozytom
RR-Anstieg nach Absetzen von Clonidin
Schwangerschaft
Raynaud-Syndrom
Schwere Rhinitis allergica
relativ: Diabetes mellitus

Bei Frequenzen zwischen 50 und 60/min kann man einen Beta-Rezeptoren-blocker mit sympathikomimetischer Eigenwirkung, wie z. B. Acebutolol, Oxprenolol oder Pindolol, einsetzen. Diese Substanzen beeinflussen die Pulsfrequenz bei einigen Patienten weniger stark. Relative Kontraindikationen sind ein Raynaud-Phänomen und eine schwere allergische Rhinitis in der Pollenzeit.

Vorsicht ist geboten bei Patienten mit Diabetes mellitus. Dies gilt insbesondere dann, wenn unter einer Behandlung mit Insulin oder oralen Diabetika die Blutzuckerwerte stark schwanken und der Patient zu Hypoglykämien neigt. Beta-Rezeptorenblocker können über eine Hemmung der Glucosefreisetzung aus Glykogenspeichern der Skeletmuskulatur sowie über eine Steigerung des zirkulierenden Insulins (direkte und indirekte Hemmung der peripheren Lipolyse, Steigerung der peripheren Glucoseutilisation) die Hypogklykämieneigung verstärken [2]. Insbesondere unterdrücken Beta-Rezeptorenblocker die mit einer Hypoglykämie einhergehenden adrenergen Warnsymptome, wie Tachykardie, Schweißausbruch und Angstgefühl, so daß der Patient, ohne es zu bemerken, einen hypoglykämischen Schock entwickeln kann. Andererseits ist über das Auftreten einer Hyperglykämie und eines hyperosmolaren nicht-ketoacidotischen Komas unter Propranolol berichtet worden [57].

Beta-adrenerge Rezeptorenblocker sind kontraindiziert beim Vorliegen einer Schwangerschaft. Auch sollten hypertensive Patientinnen, deren Blutdruck sich durch Beta-Rezeptorenblocker kontrollieren ließ, bei Eintreten einer Schwangerschaft auf andere Substanzen umgesetzt werden (z. B. Dihydralazin und/oder Alpha-Methyldopa). Beta-Rezeptorenblocker passieren die Plazentabarriere und können beim Feten zu Bradykardie und Hypoglykämie führen. Nach Propranololtherapie sind neonatale Asphyxien und schwere hypoglykämische Zustände des Feten beschrieben worden [58]. Auch können Beta-Rezeptorenblocker die Kontraktilität der Uterusmuskulatur steigern und mit einem erhöhten Frühgeburtrisiko einhergehen [59].

Eine absolute Kontraindikation für eine Beta-Rezeptorenblockade besteht auch beim Vorliegen eines Phäochromozytoms oder anderer Katecholaminexzeßzustände (z. B. Blutdruckanstieg nach Absetzen von Clonidin). Unter diesen Bedingungen kann die Applikation von Beta-Rezeptorenblockern zu einer gefährlichen hypertensiven Krise führen [2].

Insgesamt läßt sich feststellen, daß bei Beachtung der relativ seltenen Kontraindikationen die Beta-Rezeptorenblockade eine zwar symptomatische, aber effektive und nebenwirkungsarme Therapiemöglichkeit der arteriellen Hypertonie darstellt.

Labetalol

Diese kürzlich eingeführte Substanz besitzt sowohl beta- als auch alpha-blockierende Eigenschaften. Der alpha-blockierende Effekt ist relativ geringer als die beta-blockierende Wirkung. Das Verhältnis alpha- zu beta-blockierendem Effekt beträgt nach oraler Applikation etwa 1:3. Ähnlich wie Propranolol ist die beta-blockierende Komponente von Labetalol nicht kardioselektiv und besitzt keine sympathikomimetische Eigenwirkung [60]. Im Gegensatz zu Propranolol und vielen anderen Beta-Rezeptorenblockern führt eine akute Applikation von Labetalol zur Senkung des Blutdrucks und des peripheren Widerstandes ohne wesentlichen Einfluß auf das Herzzeitvolumen [61]. Bei chronischer oraler Applikation ist die Pulsfrequenz geringgradig, das Herzzeitvolumen dagegen nur unter körperlicher Belastung erniedrigt [62]. Bei leichter bis mittelschwerer Hypertonie reichen gewöhnlich Dosen zwischen 300–800 mg/Tag. Bei schwerer Hypertonie sind Dosen zwischen 1, 2 und 4 g/Tag appliziert worden. Bei höheren Dosen können orthostatischer Schwindel und orthostatischer Blutdruckabfall auftreten. Diese Nebenwirkung scheint insbesondere initial ausgeprägt zu sein und läßt nach längerer Behandlung nach. Die praktische Erfahrung mit diesem Medikament ist noch zu gering, um eine endgültige Bewertung über seine Brauchbarkeit abgeben zu können. Labetalol könnte immer dann eingesetzt werden, wenn sich der erhöhte Blutdruck durch eine Beta-Rezeptoren-blocker-Diuretikum-Kombination allein nicht kontrollieren läßt [9].

Literatur s. S. 111

5. Hypertrophische obstruktive Kardiomyopathie

H. Kuhn

Bereits kurz nach der klinischen Einführung des ersten Beta-Rezeptorenblokkers Propranolol im Jahre 1965 wurden klinische und hämodynamische Untersuchungen über die Anwendung dieser Substanz bei der *hypertrophischen obstruktiven Kardiomyopathie* (HOCM) mitgeteilt (Lit. s. [19]). Auch bei anderen Kardiomyopathien (kongestive Kardiomyopathie (20), hypertrophische nicht obstruktive Kardiomyopathie (8)) wurden in der Zwischenzeit versuchsweise Beta-Rezeptorenblocker eingesetzt. Überzeugende Erfolge haben sich bisher jedoch nicht gezeigt. Die meisten Erfahrungen liegen heute über die Therapie der HOCM mit Propranolol und dem wegen seiner Nebenwirkungen inzwischen aus dem Handel gezogenen Practolol vor.

In der vorliegenden Übersicht sollen klinische und hämodynamische Ergebnisse einer Anwendung von Beta-Rezeptorenblockern bei HOCM unter besonderer Berücksichtigung von Langzeitresultaten besprochen werden. Folgende Fragen sollen dabei besonders berücksichtigt werden:

1. Welche klinischen Langzeittherapieerfolge liegen vor und wie korrelieren diese mit wesentlichen hämodynamischen Ergebnissen?
2. Welchen Einfluß hat die Anwendung von Beta-Rezeptorenblockern auf die Prognose der HOCM?
3. Wie ist die Indikation zur Therapie der HOCM mit Beta-Rezeptorenblockern, vor allem in ihrer Abgrenzung zu einer operativen Behandlung, zu beurteilen?

Pathologisch-anatomische und pathophysiologische Veränderungen der HOCM als Grundlage einer Anwendung von Beta-Rezeptorenblockern

Die HOCM ist pathologisch-anatomisch durch eine wahrscheinlich zunehmende und ätiologisch noch nicht geklärte Hypertrophie der Ventrikelmuskulatur charakterisiert, die in der Regel vorwiegend das Ventrikelseptum betrifft. Wegen der vorherrschenden Verdickung des Septums wird die HOCM auch zu den asymmetrischen Septumhypertrophien des Herzens gezählt (Lit. s. [8]).

Als charakteristisches Merkmal der HOCM besteht systolisch zwischen Ventrikelkavum und subaortalem Anteil des linken Ventrikels, relativ häufig auch rechtsventrikulär entweder bereits in Ruhe oder nach Provokation eine Blutdruckdifferenz (Obstruktion), die ursächlich vor allem durch das verdickte Ventrikelseptum hervorgerufen wird. Mit Ausnahme weit fortgeschrittener Stadien ist offenbar in der Regel die systolische Funktion des linken Ventrikels in Ruhe normal [15, 18]. Die durch die Obstruktion hervorgerufene systolische Druckbelastung des linken Ventrikels wird wahrscheinlich vor allem durch die Hypertrophie der Ventrikelmuskulatur und durch eine vermehrte Vorbelastung (Preload) kompensiert [15]. Gegenüber anderen druckbelasteten Ventrikeln (z. B. Aortenstenose) ist die linksventrikuläre Hypertrophie offenbar als Folge eines parallel laufenden zusätzlichen Hypertrophieprozesses bei der HOCM jedoch stärker ausgeprägt [15].

Diastolisch findet sich vor allem eine Dehnbarkeitsminderung der Muskulatur, die den Einstrom des Blutes erschwert und die vor allem die Ursache des bei der HOCM in der Regel erhöhten enddiastolischen Druckes des linken Ventrikels sein dürfte. Bei körperlichen Belastungen kommt es in der Regel zu einem deutlichen pathologischen Anstieg des linksventrikulären enddiastolischen Druckes [11, 16]. Dieser dürfte vor allem für die im Vordergrund des Beschwerdebildes stehende Belastungsdyspnoe verantwortlich sein.

Hämodynamische und klinische Ergebnisse nach Anwendung von Propranolol

Die Behandlung der HOCM mit Beta-Rezeptorenblockern, vor allem mit Propranolol, gilt heute als die Therapie der Wahl, soweit kein operatives Vorgehen angezeigt erscheint. Basierend auf den genannten pathologisch-anatomischen und pathophysiologischen Veränderungen hätte die Idealforderung an eine Therapie mit Beta-Rezeptorenblockern folgende theoretische Vorstellungen zu verfolgen: Sie müßte den zumindest z. T. unabhängig von der Obstruktion fortschreitenden Hypertrophieprozeß zum Stillstand bringen und eine Rückbildung der bereits vorhandenen Hypertrophie des Herzens bewirken. Ein weiteres Ziel wäre die Beseitigung der Druckbelastung des linken (und/oder rechten) Ventrikels durch Aufhebung der Ausflußbahnobstruktion. Ferner sollte die Therapie mit Beta-Rezeptorenblockern zu einer Normalisierung der diastolischen Dehnbarkeitsminderung des Ventrikels führen.

Inwieweit diese Idealforderungen an eine Therapie mit Beta-Rezeptorenblockern erfüllt werden, läßt sich heute zumindest z. T. durch Untersuchungsergebnisse verschiedener Autoren beantworten, die diesen Fragen nachgingen.

Systematische invasive Untersuchungen bezüglich einer Rückbildung des Hypertrophieprozesses liegen bisher zwar nicht vor. Langzeituntersuchungen bei mit Propranolol behandelten Patienten mit HOCM lieferten jedoch keinen Anhaltspunkt für eine derartige Wirkung des Medikaments (z. B. keine Abnahme der Herzgröße, keine generelle Rückbildung der Linkshypertrophiezeichen im EKG). Bezüglich einer Verbesserung der Ventrikeldehnbarkeit liegen Untersuchungen bei der HOCM mit Practolol und Propranolol vor. Danach ließ sich zwar eine Verkürzung der diastolischen isovolumetrischen Relaxationszeit, nicht jedoch eine Verbesserung der Dehnbarkeit des Ventrikels feststellen [13]. Dieses Ergebnis stimmt mit Untersuchungen anderer Autoren nach Anwen-

dung von Propranolol bei Patienten mit koronarer Herzerkrankungen überein [1]. Auch das Verhalten des enddiastolischen Druckes, der in Langzeituntersuchungen sowohl bei unbehandelten als auch bei behandelten Patienten eine Zunahme zeigte, spricht gegen eine verbesserte Dehnbarkeit unter Propranolol [7, 10].
Damit konzentriert sich die Frage der hämodynamischen Wirkung von Beta-Rezeptorenblockern bei der HOCM vor allem auf die Beeinflussung der meist schon in Ruhe bestehenden Obstruktion und die daraus resultierende systolische und sekundär auch diastolische Belastung des Ventrikels.
Die Untersuchung dieser Frage erscheint vor allem wesentlich im Hinblick auf die heute zur Verfügung stehenden, bei den einzelnen Patienten sehr unterschiedlichen Ergebnisse einer Behandlung mit Beta-Rezeptorenblockern. Nach diesen klinischen Resultaten läßt sich feststellen, daß nur zu Beginn der Therapie mit Beta-Rezeptorenblockern bei einem größeren Anteil von Patienten (über 50%) eine Besserung der Symptomatik beobachtet wird [3, 14, 19], während in vergleichenden Langzeitstudien nur von einem geringen Prozentsatz (10–30%) der Patienten eine Besserung der Beschwerden angegeben wird [7]. Lediglich bei einer strengen Selektion von Patienten (v. a. Eliminierung von Patienten, die eine sehr hohe Dosierung nicht vertragen) sind die Langzeitergebnisse günstiger (3 a) Berücksichtigt man, daß es sich bei der HOCM um eine progrediente Herzerkrankung handelt, so wäre auch eine über eine längere Zeit stabile Symptomatik unter einer Beta-Rezeptorenbehandlung als Erfolg anzusehen. Der Vergleich mit unbehandelten Patienten ergibt jedoch auch in dieser Beziehung einen nur geringen Unterschied [10]. In einzelnen Fällen wurde nach Verabreichung von Propranolol sogar eine deutliche Verschlechterung der Symptomatik beobachtet (eigene Beobachtungen) [14, 17].
Die Ursache für diese ungünstigen Therapieergebnisse ist aus klinischer Sicht unklar. Der Einwand einer unzuverlässigen Einnahme der Medikamente mag zwar grundsätzlich gelten. Er trifft nach allgemein geltenden Erfahrungen sowie unserem Eindruck speziell bei Patienten mit HOCM aber nicht zu, wenn bereits ein weit fortgeschrittenes Stadium mit erheblicher Beschwerdesymptomatik vorliegt (klinischer Schweregrad III). So ergab in Langzeituntersuchungen eine isolierte Untersuchung der Patienten mit Schweregrad III keine wesentlichen Unterschiede gegenüber der Gesamtzahl der mit Propranolol behandelten Patienten [10].
Diesen insgesamt enttäuschenden Langzeittherapieergebnissen stehen auf relativ wenige Fälle beschränkte, z. T. sehr eindrucksvolle und andauernde klinische Besserungen unter Propranolol gegenüber [5, 10, 14, 16, 19], die in sehr seltenen Fällen sogar mit einer völligen Normalisierung eines zuvor erheblich veränderten EKG-Bildes einhergehen können (Abb. 1).
Zur Klärung dieser diskrepanten klinischen Ergebnisse liefern hämodynamische Untersuchungen, insbesondere Studien über den Einfluß von Beta-Rezeptorenblockern auf die linksventrikuläre Obstruktion, einen Beitrag: Propranolol wurde bei Patienten mit HOCM therapeutisch angewendet, da es einerseits die Kontraktilität des linken Ventrikels und die Herzfrequenz reduziert, sekundär das enddiastolische Volumen vergrößert und die vor allem unter und nach körperlicher Belastung entstehende periphere Gefäßdilatation reduziert, und da

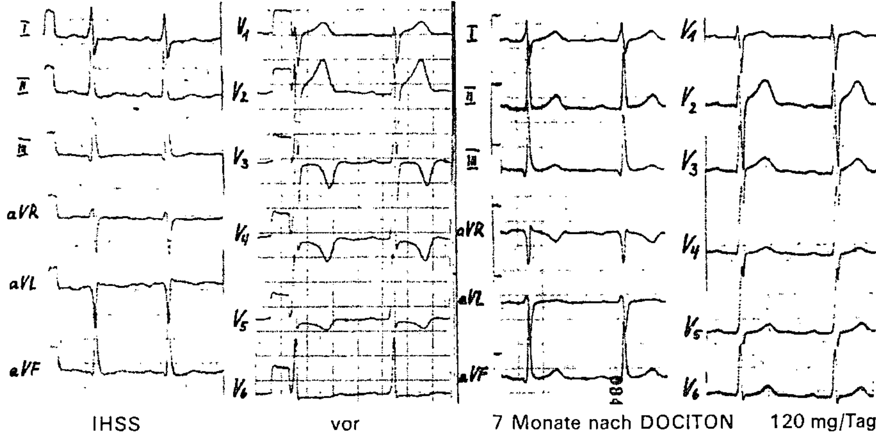

Abb. 1. Elektrokardiogramm einer 15jährigen Patientin mit postextrasystolischer Druckdifferenz zwischen linkem Ventrikel und Aorta von 260 mm Hg vor Behandlungsbeginn. Nach 7monatiger Behandlung vollständige Rückbildung der Beschwerden. Deutliche Besserung des EKG. Auskultatorisch fast völliges Verschwinden des systolischen Geräusches. ([aus 9])

andererseits unter experimentellen Bedingungen diese Effekte zu einer Reduktion der linksventrikulären Obstruktion führten [2, 3, 16]. Diese experimentellen Befunde wurden in ursächlichem Zusammenhang mit der z. T. deutlichen klinischen Besserung der Patienten unter Propranolol gesehen. Am häufigsten kommt es nach übereinstimmenden Beobachtungen dabei unter Propranolol zu einer Besserung der pektanginösen Beschwerden [3, 14, 16, 19]. Dieser Effekt kann durch eine Abnahme des Sauerstoffverbrauches als Folge der reduzierten Herzfrequenz und Obstruktion erklärt werden, was allerdings eine bisher nur vermutete Hypoxie als Ursache der pektanginösen Beschwerden voraussetzt. Unklar dagegen ist die Ursache der von einigen Patienten angegebenen deutlichen Besserung der Dyspnoe, da sich nach Propranolol unter Belastungsbedingungen weder eine relative Zunahme des Herzminutenvolumens noch eine Abnahme des linksventrikulären enddiastolischen Druckes feststellen ließ [2, 3, 16].

Eine Erklärung für die relativ geringen Erfolge einer oralen Therapie der HOCM mit Beta-Rezeptorenblockern ergibt sich möglicherweise nun daraus, daß sich die genannten experimentellen Situationen nur mit Einschränkungen generell auf die Patienten mit HOCM übertragen lassen. So wurde eine deutliche Reduktion der Obstruktion bzw. der Druckdifferenz zwischen linkem Ventrikel und Aorta vor allem bei den Fällen beobachtet, bei denen vorher die Obstruktion durch Isoproterenol verstärkt wurde. Diese pharmakologische Intervention simuliert jedoch offenbar nur bedingt eine körperliche Belastung. So wurde unter Ergometerbelastung erstaunlicherweise meist nur eine relativ geringe und nur einen kleinen Teil der Probanden betreffende Zunahme der Druckdifferenz gefunden. In Einzelfällen nahm sie sogar ab. Die orale Gabe von Propranolol führte zudem meist nur zu einer geringen Reduktion des unter Belastung gemessenen Druckgradienten; z. T. fehlte dieser Effekt völlig. Ferner

bestehen offenbar deutliche Unterschiede zwischen einer intravenösen und einer oralen Verabreichung von Propranolol. So war die durch eine orale Propranololverabreichung erzielte Reduktion der Druckdifferenz deutlich geringer oder fehlte im Vergleich zum Effekt einer intravenösen Injektion von Propranolol. Dieses unterschiedliche, von der Applikationsform abhängige Verhalten der Obstruktion ließ sich sowohl unter Ruhebedingungen feststellen als auch nach Erhöhung der Druckdifferenz durch Isoproterenol, Amylnitrit oder Auslösung einer ventrikulären Extrasystole [3, 16].
Langzeituntersuchungen haben schließlich gezeigt, daß es trotz Propranololtherapie zu einer Zunahme der in Ruhe gemessenen linksventrikulären Druckdifferenz kommen kann [10]. Auffallend bei diesen hämodynamischen Kontrolluntersuchungen war ferner, daß auch in Fällen mit reduzierter Druckdifferenz eine Zunahme des enddiastolischen Druckes beobachtet wurde. Dies spricht dafür, daß möglicherweise bei einem Teil der Fälle eine unabhängig von der Obstruktion fortschreitende Dehnbarkeitsminderung die Vorteile der durch die Abnahme der Druckdifferenz geschaffenen Druckentlastung der linken Herzkammer aufhebt. Diese Möglichkeit läßt sich auch aus Verlaufskontrollen operierter Patienten ableiten. Bei diesen Patienten findet sich postoperativ im Gegensatz zu Patienten, die mit Propranolol behandelt wurden, eine klinische Besserung, die einen wesentlich größeren Anteil betrifft und im Mittel deutlich stärker ausgeprägt ist [7] (Tabelle 1). Diesem postoperativen Bild entspricht nicht nur eine Beseitigung der Druckdifferenz, sondern auch eine deutliche Abnahme des enddiastolischen Druckes im linken Ventrikel [7, 10].
Bei einigen Patienten wird – worauf bereits hingewiesen wurde – unter Propranolol sogar eine deutliche Verschlechterung der körperlichen Leistungsfähigkeit, insbesondere eine Zunahme der Dyspnoe beobachtet. Auch für diese klinische Beobachtung können hämodynamische Untersuchungsergebnisse zur Erklärung herangezogen werden. Danach konnte in einzelnen Fällen unter Propranolol eine z. T. erhebliche Abnahme des Herzindex und eine vor allem unter Belastung z. T. sehr ausgeprägte Zunahme des linksventrikulären enddiastolischen Druckes nach Verabreichung von Propranolol festgestellt werden [11, 16].
Dies läßt sich z. T. dadurch erklären, daß sich der durch Beta-Rezeptorenblocker reduzierte Frequenzanstieg bei der HOCM hämodynamisch ungünstig auswirken kann. So ist das Herz bei HOCM infolge des nicht selten verkleinerten Ventrikelvolumens und der reduzierten Dehnbarkeit nicht in der Lage, in ausreichendem Maß den reduzierten Frequenzanstieg durch Steigerung des Schlagvolumens zu kompensieren.

Prognose der HOCM und Indikation für die Therapie mit Beta-Rezeptorenblockern

Es bestehen verschiedene Hinweise, daß ein kausaler Zusammenhang zwischen den bei Patienten mit HOCM relativ häufigen und z. T. schweren Herzrhythmusstörungen und dem plötzlichen Herztod bei Patienten mit HOCM vorliegt

Tabelle 1. Klinischer Verlauf der HOCM. Angegeben sind die Gesamtzahl der Patienten sowie die Mittelwerte von Langzeituntersuchungsergebnissen verschiedener Autoren. Die Patienten sind in 3 Gruppen unterteilt: unbehandelte, mit Propranolol behandelte und operierte Patienten (aus [7])

Therapie	Autor	Patienten (n)	Beob-achtungs-zeitraum [Jahre]	Schwere-grad (NYHA)	Verbesse-rung [%]	Verschlech-terung [%]	gestorben	
							Verlauf [%]	Op.-Mortalität [%]
Unbehandelt	Parker et al., 1969 Shah et al., 1974 eigene Ergebnisse	81	5,7	II	3,1	11,0	21,2	–
Propranolol	Shah et al., 1974 eigene Ergebnisse	168	5,2	II-(III)	20,5	6,5	16,5	–
Operation	Tajik et al , 1974 Shah et al , 1974 Morrow et al., 1975 Gerbaux et al., 1976 Rothlin et al., 1976 eigene Ergebnisse	304	5,6	III	79,0	1,0	8,0	3,1

[6]. Theoretisch wäre deshalb ein günstiger Effekt der Beta-Rezeptorenblocker auf die Prognose wegen ihrer antiarrhythmischen Wirkung zu vermuten. Randomisierte Studien über diese Frage liegen bisher nicht vor. Zur orientierenden Beantwortung dieser Frage können aber Ergebnisse prospektiver Studien verschiedener Autoren herangezogen werden. Diese sprechen gegen einen Effekt einer Beta-Rezeptorenblockertherapie auf die Prognose der HOCM. So ergab sich bei der Verlaufsbeobachtung von 5–6 Jahren zwischen unbehandelten und behandelten Patienten ein nur geringer Unterschied in der Mortalitätsrate (21,2 bzw. 16,5%, Tabelle 1). Auffallend bei dieser vergleichenden Zusammenstellung der Langzeitergebnisse in der Literatur war jedoch, daß bei operierten Patienten diese Mortalitätsrate deutlich geringer war. Sie betrug nur 8,0% bei einer Beobachtungszeit von 5,6 Jahren im Mittel [7]. Da es sich hierbei nicht um randomisierte Studien handelt, sondern um Mittelwerte, die sich aus Einzelergebnissen verschiedener Autoren ergaben, ist die Vergleichbarkeit entsprechend eingeschränkt. Die Berechnung von kumulativen Überlebensraten (Aktuarmethode) bei Patienten im eigenen Krankengut bestätigten jedoch ebenfalls diese Tendenz. Danach betrug die 5-Jahres-Überlebensrate bei operierten Patienten 90%, bei mit Propranolol behandelten Patienten dagegen nur 76%. Zu ähnlichen Ergebnissen kamen auch Gerbaux et al. (Lit. s. [7, 8]). Sollte sich diese Tendenz weiter bestätigen, so wäre dies ein entscheidendes Argument für ein operatives Vorgehen bereits beim klinischen Schweregrad II.

Bei Patienten mit starken Beschwerden (Schweregrad III) stellt heute ein operatives Vorgehen die therapeutische Methode der Wahl bei all den – wie bereits ausgeführt wurde – häufigen Fällen dar, bei denen ein konservativer Behandlungsversuch mit Propranolol keine wesentliche Besserung der Beschwerden brachte [7]. Bei dekompensierten Patienten (Schweregrad IV) ist die Operation ohne Therapieversuch mit Beta-Rezeptorenblockern bereits gegeben, da bei diesen Patienten über längere Zeit anhaltende Besserungen unter Propranolol nicht beobachtet werden und die Mortalität dieser Patienten nach Eintreten der Dekompensation besonders hoch ist [6, 7].

Gründe für ein operatives Vorgehen sind neben den bereits genannten Hinweisen für eine Besserung der Prognose die gegenüber einer Propranololtherapie wesentlich häufigere und im Mittel deutlichere Besserung der Beschwerden. Diesem günstigen postoperativen Befund entspricht auch häufig eine völlige Beseitigung der Druckdifferenz zwischen Ventrikel und Aorta (76% aller Patienten) und eine deutliche Abnahme des enddiastolischen Druckes im linken Ventrikel. Dazu kommt, daß die Operationsletalität heute als relativ gering anzusehen ist (im Mittel zwischen 3 (Tabelle 1) und 11% [7, 12]). Ein weiteres wesentliches Argument für ein operatives Vorgehen ist ferner, daß nach dem Ergebnis von Langzeituntersuchungen die Besserung durch die Operation nicht wie bei Behandlung mit Beta-Rezeptorenblockern überwiegend die pektanginösen Beschwerden betrifft, sondern auch die Dyspnoe, und ferner, daß diese klinische Besserung bisher in der Regel offenbar dauerhafter Natur ist.

Bei einem erfolglosen Therapieversuch mit Propranolol besteht heute gegenüber einem operativen Vorgehen keine andere medikamentöse Alternative, deren klinische und hämodynamische Ergebnisse denen einer operativen Behandlung entsprechen würde. Erprobt wird zur Zeit vor allem Verapamil [4]. Eine abschließende Beurteilung erscheint uns bei den relativ wenigen untersuchten Patienten und den relativ kurzen Beobachtungszeiträumen jedoch noch nicht möglich.

Richtlinien für die praktische Durchführung einer Beta-Rezeptorenblockertherapie der HOCM

Die meisten Erfahrungen liegen heute über die Anwendung von Propranolol vor. Entscheidende Vorteile eines anderen Beta-Rezeptorenblockers für die Therapie der HOCM sind bisher nicht bekannt.
Alle Patienten mit geringen Beschwerden (Schweregrad II) und stärker ausgeprägter Symptomatik (meist in Form von Dyspnoe und pektanginösen Beschwerden, Schweregrad III) sollten zunächst konservativ, d. h. mit Propranolol behandelt werden, während dekompensierte Patienten (Schweregrad IV) aus den genannten Gründen möglichst rasch operiert werden sollten (s. vorigen Abschnitt). Auch bei beschwerdefreien Patienten (Schweregrad I) führen wir in der Regel bereits eine Propranololtherapie durch.
Für die Dauer einer versuchsweisen Beta-Rezeptorenblockertherapie gibt es keine einheitlichen Richtlinien. An der Düsseldorfer Klinik wird, falls es das klinische Bild erlaubt, ein konservativer Therapieversuch mit Propranolol bei Patienten des Schweregrades III über etwa 6 Monate durchgeführt. Die Dosis liegt dabei meist zwischen 120 und 240 mg/Tag, z. T. wesentlich höher (3 a). Sie orientiert sich bei Patienten aller Schweregrade grundsätzlich an der Besserung der Beschwerden und/oder an der Herzfrequenz, die auf 50–60 Schläge/min absinken sollte. In Langzeitbeobachtungen läßt sich eine wesentliche Besserung bezüglich des EKG und der Intensität des Systolikums (s. Abb. 1) sowie der Doppelgipfeligkeit der Karotispulskurve nur selten beobachten. Kommt es innerhalb von 6 Monaten nicht zu einer deutlichen Besserung der Beschwerden, so sollte allen Patienten des Schweregrades III eine Operation empfohlen werden. Dies gilt meist auch für die relativ wenigen Patienten des Schweregrades II mit erheblicher Obstruktion (Druckdifferenz in Ruhe mehr als 100 mm Hg, vergrößertes Herz und deutliche Linkshypertrophiezeichen sowie ausgeprägte ST-Senkung im EKG). Postoperativ sollte die Propranololtherapie fortgesetzt werden, wenn noch Zeichen eines Restgradienten bestehen, ferner bei allen Patienten mit Herzrhythmusstörungen in Form einer supraventrikulären oder ventrikulären Extrasystolie, die sich durch Propranolol nicht selten günstig beeinflussen läßt.

Zusammenfassung

Zur Beurteilung der Wirkung von Beta-Rezeptorenblockern bei HOCM stehen heute verschiedene Langzeituntersuchungsergebnisse nach Verabreichung von Propranolol zur Verfügung. Wesentliche Angriffspunkte einer Beta-Rezepto-

renblockertherapie bei HOCM sind eine zunehmende, vor allem das Ventrikelseptum betreffende Hypertrophie der Muskulatur, eine Obstruktion (Druckdifferenz) zwischen Kavum und subaortalem Bereich des linken Ventrikels und
eine diastolische Dehnbarkeitsminderung der Herzkammern. Ein Effekt von
Propranolol ließ sich bisher experimentell und klinisch nur bezüglich der Obstruktion nachweisen. Im Gegensatz zu Erwartungen, die auf experimentellen
Befunden basierten, ist nach Langzeituntersuchungsergebnissen die Rate der
klinisch gebesserten Patienten jedoch nur gering (10–30%). Diesem Bild entsprechen auch die hämodynamischen Ergebnisse.
Die Prognose der HOCM wird durch Propranolol offenbar nicht verbessert. Die
besten klinischen und hämodynamischen Ergebnisse lassen sich heute durch
eine operative Behandlung erzielen, die wesentlich öfter als bisher vor allem in
fortgeschrittenen Stadien der HOCM erwogen werden sollte.

Literatur s. S. 114

6. Psychiatrische und neurologische Erkrankungen*

O. Benkert

Die Untersuchungen über die therapeutische Wirksamkeit von Beta-Rezeptorenblockern bei psychiatrischen Krankheiten sind z. T. auf theoretische Überlegungen zurückzuführen.
Wichtige Hypothesen zur Erklärung der Ursachen der *Depression* beruhen auf den Kenntnissen der Wirkung von antidepressiv wirkenden Substanzen auf die Neurotransmitter im Gehirn. Die sog. Noradrenalinhypthese der Depression nimmt dabei eine vorrangige Stellung ein. In ihr wird postuliert, daß bei depressiven Patienten die Verfügbarkeit von Noradrenalin am Rezeptor verringert ist. Es wird angenommen, daß einige Antidepressiva dieses Noradrenalindefizit wieder auffüllen können. Diese Hypothese wird durch den Befund gestützt, daß es unter Reserpin, das die Speicherungsfähigkeit u. a. für Noradrenalin aufhebt, bei hypertonen Patienten zu einer depressiven Verstimmung kommen kann [3]. In diesem Zusammenhang sind die Beobachtungen über die psychischen Nebenwirkungen der Beta-Rezeptorenblocker wichtig. Beta-adrenerg blockierende Substanzen können, wenn sie bei internistischen Krankheiten gegeben werden, bei einigen Patienten eine depressive Verstimmung provozieren [9]. Diese Beobachtung kann zur Erhärtung der Noradrenalinhypothese der Depression beitragen.
Im Rahmen der Aminhypothesen wird weiterhin diskutiert, daß – im Gegensatz zur Depression – bei der *Manie* ein vermehrtes Noradrenalinangebot am Rezeptor und bei der *Schizophrenie* ein pathologisch gesteigerter Dopaminstoffwechsel vorliegen könnten [22]. Eine erfolgreiche Therapie mit Beta-Rezeptorenblockern bei der Manie oder Schizophrenie hätte dann zu weiteren Schlüssen über die Bedeutung der adrenergen Rezeptoren bei diesen Krankheiten führen können.
Die Untersuchungen zur Beeinflussung der *Angst*symptomatik gingen von einem anderen Konzept aus. Psychopathologisch läßt sich bei Patienten mit Angstsymptomatik oft das Überwiegen eines psychischen oder eines somatischen Anteiles erkennen. Besonders häufig treten bei Überwiegen der „somatischen" Angst kardiovaskuläre Symptome (Tachykardie, Palpitationen), Magen-Darm-Beschwerden, Schwitzen und Tremor auf. Da beta-adrenerg vermittelte Symptome mit Beta-Rezeptorenblockern gut zu beeinflussen sind, wurde auch in der Psychiatrie der Versuch gemacht, diese oder ähnliche somatische Beschwerden, die im Rahmen einer Angstsymptomatik auftreten, mit Beta-Re-

---

* Diese Arbeit ist ein Nachdruck aus: Internist 19, 542–546 (1978) mit dem Titel Indikationen für Beta-Rezeptorenblocker in der Psychiatrie.

zeptorenblockern zu behandeln. Es wurde weiterhin geprüft, ob auch allein die „psychische" Angst mit Beta-Rezeptorenblockern zu beeinflussen sei. Schließlich ging man dazu über, vegetative Symptome, die nicht unbedingt in Zusammenhang mit einer Angstsymptomatik auftreten, z. B. bei *Entzugssyndromen* oder *Nebenwirkungen unter Psychopharmaka,* mit Beta-Rezeptorenblockern zu behandeln.

In der Psychiatrie werden Untersuchungen mit Beta-Rezeptorenblockern jetzt seit über 10 Jahren durchgeführt. Neben der Überprüfung der Wirkung bei Angst, Manie, Schizophrenie, exogenen Psychosen, Entzugssyndromen und Nebenwirkungen unter Psychopharmaka wurden Beta-Rezeptorenblocker auch bei Tremor und Migräne erprobt.

Die Ergebnisse der Untersuchungen sind in Übersichtsarbeiten bereits dargestellt worden [9, 16]. Auf der Grundlage dieser Beschreibungen und der neuesten Literatur soll die praktische Anwendbarkeit der Beta-Rezeptorenblocker bei psychiatrischen Krankheiten diskutiert werden.

Angst

Die Behandlung der Angst mit Beta-Rezeptorenblockern scheint eine Erweiterung der psychiatrischen Pharmakotherapie darzustellen. Die einschränkende Formulierung wird deshalb gewählt, weil zwischen der positiven Beurteilung in der Literatur [9, 16] und der seltenen Anwendung der Beta-Rezeptorenblocker bei Patienten mit Angstsymptomen in der Allgemein- und Nervenfacharztpraxis eine auffällige Diskrepanz besteht.

Granville-Großmann und Turner wiesen 1966 bereits in ihrer Erstbeschreibung über die Wirksamkeit von Propranolol bei Patienten mit Angstsymptomatik darauf hin, daß sich nur die somatischen Symptome der Angst therapeutisch gut beeinflussen ließen [13]. Auf die psychischen Anteile hatten Beta-Rezeptorenblocker keinen signifikanten Einfluß. Diese Beobachtungen konnten bestätigt werden [9, 12, 16, 24].

Eine weitere Indikation für Beta-Rezeptorenblocker wird in der einmaligen Verabreichung bei bevorstehenden psychischen Streßsituationen, z. B. Examensangst, Rednerangst oder Flugangst, gesehen [9]. Die sympathiko-adrenale Erregung bei psychischem Streß kann durch Beta-Rezeptorenblocker gedämpft werden. Im Gegensatz zu Tranquilizern der Benzodiazepinreihe haben Beta-Rezeptorenblocker keine sedierenden Eigenschaften, die sich in den genannten Situationen negativ auswirken könnten.

Der positive Einfluß von Beta-Rezeptorenblockern bei psychischen Streßsituationen konnte z. T. auch durch Untersuchungen bei freiwilligen gesunden Versuchspersonen, die sich einer artifiziellen psychischen Streßsituation aussetzen mußten, bestätigt werden [17]. Nicht übereinstimmende Ergebnisse erbrachten dagegen experimentalpsychologische Untersuchungen über die Wirkung von Beta-Rezeptorenblockern auf das Leistungsverhalten gesunder Versuchspersonen [23].

Unsicherheit besteht über den Angriffspunkt der Beta-Rezeptorenblocker bei der Beeinflussung der somatischen Symptome im Rahmen einer Angstsymptomatik. Diskutiert werden eine zentrale beta-blockierende Wirkung, eine unspezifische zentrale Wirkung und eine periphere Wirkung.

Bei der praktischen Anwendung haben sich niedrige Dosen von Beta-Rezeptorenblockern (z. B. 40–80 mg Propranolol) zur Behandlung der somatischen Symptome bei Angst-Patienten bewährt. Richtlinien für die Patientenauswahl, die mögliche Reihenfolge und Kombination von Tranquilizern der Benzodiazepinreihe und Beta-Rezeptorenblockern bei Angstsymptomatik sind noch nicht erstellt. Hawkings [15] fand heraus, daß Patienten, die nicht unter einer üblichen Tranquilizertherapie standen, besser auf Beta-Rezeptorenblocker ansprachen als Patienten, die mit Tranquilizern vorbehandelt waren. Diese Beobachtung und die oben beschriebenen Literaturbefunde sprechen dafür, bei Angst-Patienten mit überwiegend somatischen Beschwerden die Behandlung mit Beta-Rezeptorenblockern zu beginnen. Stehen dagegen psychische Beschwerden im Vordergrund oder liegt eine gemischte Symptomatik vor, sollte zunächst ein Tranquilizer der Benzodiazepinreihe verordnet werden.

Die Vor- und Nachteile der Benzodiazepine und Beta-Rezeptorenblocker bei der Behandlung von Angstsymptomen sind in der Tabelle 1 gegenübergestellt.

Tabelle 1. Vor- und Nachteile der Benzodiazepine und Beta-Rezeptorenblocker bei Behandlung der Angstsymptomatik

Benzodiazepine	Beta-Rezeptorenblocker
Vorteile	*Vorteile*
Wirksamkeit bekannt	Wahrscheinliche Wirkung auf somatische Beschwerden
Dosisbreite bekannt	
Geringe Toxizität bei Suizidversuchen	Keine Abhängigkeitsentwicklung bekannt
Erfahrungen auch bei langfristiger Therapie	Keine Sedierung (für einige Patienten wichtig)
Kombination mit anderen Psychopharmaka möglich	Wenig Nebenwirkungen
Schnelle Sedierung bei hoher Dosis (für einige Patienten wichtig)	
Geeignet für Akuttherapie	
Wenig Nebenwirkungen	
Nachteile	*Nachteile*
Abhängigkeitsgefährdung	Wirksamkeit nicht unbedingt voraussehbar, keine sichere Beeinflussung der psychischen Beschwerden
Kein sicherer Einfluß auf somatische Beschwerden	
	Dosisbreite nicht sicher bekannt
	Vor Behandlungsbeginn kardiale Diagnostik notwendig
	Beachtung von Kontraindikationen (kardiovaskuläre Störungen, Asthma bronchiale)
	Kombination mit anderen Psychopharmaka nicht sicher bekannt
	Ungenügende Kenntnis über die Wirkung bei Suizidversuchen
	Keine Erfahrungen bei langfristiger Therapie

Bei den meisten Patienten treten somatische und psychische Symptome gemeinsam auf; es wäre wichtig zu wissen, ob bei solchen Patienten eine Kombinationsbehandlung von Benzodiazepinen und Beta-Rezeptorenblockern der jeweiligen alleinigen Verordnung dieser Pharmaka überlegen wäre. Eine breitere Anwendung von Beta-Rezeptorenblockern bei Angst-Patienten wird vermutlich erst dann erfolgen, wenn die bisherigen positiven Ergebnisse durch weitere kontrollierte Studien gestützt werden. Bis jetzt fehlen ausreichende Erfahrungen über Wirksamkeit und mögliche Begleiterscheinungen von Beta-Rezeptorenblockern gerade bei langfristiger Verordnung, die bei Angst-Patienten oftmals unvermeidlich ist.

Psychosen

Während die Wirksamkeitsprüfung von Beta-Rezeptorenblockern bei Angst-Patienten systematisch fortgeführt wird, sind die meisten Untersuchungen über die Wirksamkeit bei schizophrenen und manischen Patienten im Stadium der Pilotstudie steckengeblieben. Atsmon et al. [1] beschrieben zuerst die Wirksamkeit von sehr hohen Dosen Propranolol (bis 5800 mg täglich) bei psychotischen Patienten. Grüter [14] gibt über die bisherigen Untersuchungen bei Psychosen eine ausführliche Übersicht. Eine kürzlich erschienene Arbeit [7] bestätigt die in dieser Zusammenfassung dargestellten Befunde. Es werden in den Pilotstudien häufiger positive als negative Ergebnisse, insbesondere bei erregt-psychotischen Patienten beschrieben. Keiner dieser Autoren hat die Ergebnisse in Doppelblindstudien nachgeprüft. Nur kontrollierte Untersuchungen würden aber weitere Aussagen über die Wirksamkeit der Beta-Rezeptorenblocker bei akuten Psychosen erlauben, da Pilotstudien gerade bei diesen Krankheitsbildern schwer zu interpretieren sind. Bei 14 chronisch-schizophrenen Patienten mit einer Neuroleptikabasistherapie konnte jetzt in einer Doppelblindstudie unter Propranolol eine im Vergleich zu Plazebo signifikant bessere Wirksamkeit nach 12 Wochen festgestellt werden [26]. Methodische Einwände stellen allerdings die pharmakologische Wirkung von Propranolol in Frage [25].
Die bisherigen Studien rechtfertigen zur Zeit keine Routineanwendung von Beta-Rezeptorenblockern bei schizophrenen oder manischen Patienten.
Beachtenswert ist der Befund, daß die benötigte Dosis zur kardiovaskulären Beta-Rezeptorblockade bei psychotischen Patienten z. T. sehr viel höher als bei nicht-psychotischen Patienten liegt. Der Befund könnte zur Klärung ätiologischer Fragen bei schizophrenen und manischen Patienten beitragen. Fragen über die Bedeutung der beta-adrenergen Rezeptoren bei der Schizophrenie und Manie können noch nicht beantwortet werden, da eine endgültige Aussage über die Wirksamkeit von Beta-Rezeptorenblockern bei Psychosen aussteht. In den Zusammenhang pathogenetischer Fragen müssen auch die Untersuchungen bei exogenen *Amphetamin-* und *L-Dopa-Psychosen* eingereiht werden. Diese Psychosen werden vermutlich durch eine vermehrte Freisetzung bzw. Synthese von Katecholaminen ausgelöst. Das klinische Bild kann durch Beta-Rezeptorenblocker aber nicht beeinflußt werden [9, 16].

Entzugssyndrome

Vom theoretischen Standpunkt aus schien es sinnvoll, Entzugssyndrome nach Suchtmitteln mit Beta-Rezeptorenblockern zu behandeln, weil kardiovaskuläre Beschwerden und Angstsymptome oftmals das klinische Bild prägen. Methodisch sind pharmakotherapeutische Untersuchungen bei Entzugssyndromen schwierig: Der Krankheitsverlauf ist kurz, die Symptomatik vielschichtig, und die Kenntnis über die eingenommenen Suchtmittel zumeist unzureichend. Therapeutisch können bei Entzugssyndromen z. Z. Chlormethiazol, Tranquilizer der Benzodiazepinreihe und Neuroleptika eingesetzt werden. Der Nachteil bei der Verordnung von Chlormethiazol und Benzodiazepinen liegt darin, daß die Substanzen selbst zu einer Abhängigkeitsentwicklung führen können; Neuroleptika können extrapyramidalmotorische Nebenwirkungen entfalten. Andererseits sind diese Pharmaka, insbesondere Chlormethiazol, bei Entzugssyndromen schnell wirksam. Der Vorteil von Beta-Rezeptorenblockern bei der Therapie von Entzugssyndromen läge in der fehlenden Abhängigkeitsgefährdung.
Während Entzugssyndrome nach Heroinmißbrauch durch Beta-Rezeptorenblocker nicht beeinflußbar sind [10], kann eine endgültige Aussage über die Wirksamkeit von Beta-Rezeptorenblockern bei Alkoholentzugssyndromen noch nicht gemacht werden. Die bisherigen Ergebnisse sowohl in experimentalpsychologischen Untersuchungen bei gesunden Versuchspersonen als auch bei Patienten mit Alkoholentzugssyndromen sind eher enttäuschend [10]. Allerdings konnte bei einigen Patienten eine Verminderung der kardiovaskulären Beschwerden beobachtet werden [5, 11]. Zwei kürzlich durchgeführte Doppelblindstudien bei Alkoholentzugssyndromen erbrachten negative [18] und positive [4] therapeutische Ergebnisse.
Die bisherigen Arbeiten rechtfertigen noch keine Routinetherapie mit Beta-Rezeptorenblockern bei Alkoholentzugssyndromen. Bei Alkoholikern würde eine solche Therapie eine eingehende kardiale Diagnostik voraussetzen, weil eine alkoholische Kardiomyopathie die Verordnung von Beta-Rezeptorenblockern einschränkt [19].

Nebenwirkungen unter Psychopharmaka

Beta-Rezeptorenblocker haben ein beschränktes Indikationsfeld beim Auftreten von Nebenwirkungen unter der Therapie einiger Psychopharmaka. Bei der Verordnung von trizyklischen Antidepressiva und Neuroleptika treten zu Beginn der Behandlung verhältnismäßig häufig vegetative Nebenwirkungen auf. Selten ist das Ausmaß dieser Nebenwirkungen so stark, daß die Medikation abgesetzt werden müßte [2]. Bei *Tachykardien* mit Pulsfrequenzen zwischen 120 und 160/min – zumeist unter der Gabe von trizyklischen Antidepressiva –

mußte früher allerdings die Medikation reduziert oder abgesetzt werden. Durch zusätzliche Verordnung von Beta-Rezeptorenblockern können hohe Pulsfrequenzen bei Fortführung der antidepressiven Therapie gesenkt werden. Vorweg sollte aber bei Auftreten von Tachykardien unter einer Therapie mit trizyklischen Antidepressiva der Versuch gemacht werden, eines der neu entwickelten nicht-trizyklischen Antidepressiva zu verordnen. Diese Substanzen haben in der Regel geringere kardiovaskuläre Nebenwirkungen. Hohe Pulsfrequenzen, die unter der Therapie mit Neuroleptika auftreten, lassen sich durch Beta-Rezeptorenblocker ebenfalls senken [20].

Eine wichtige Indikation für Beta-Rezeptorenblocker ist der *Fingertremor* bei Patienten, die unter einer Lithiumprophylaxe stehen. Floru [8] konnte erstmals zeigen, daß sich der Lithiumbedingte Tremor mit Propranolol (80 mg täglich) therapeutisch gut beeinflussen läßt. Der Befund konnte mehrfach bestätigt werden [9,16]. Bevor allerdings bei einer Lithiumprophylaxe eine langfristige Zusatzmedikation von Beta-Rezeptorenblockern erwogen wird, sollte ein behutsamer Reduktionsversuch der Plasma-Lithiumkonzentration gemacht werden. Es muß geprüft werden, ob auch bei niedriger Plasma-Lithiumkonzentration die prophylaktische Wirkung erhalten bleibt und dadurch der Fingertremor abnimmt. Wenn bei dieser Maßnahme der Lithium-bedingte Tremor bestehen bleibt oder aber die prophylaktische Wirkung verloren geht, können Beta-Rezeptorenblocker in niedriger Dosierung zusätzlich verordnet werden. Das ist dann wichtig, wenn der Tremor als lästige Nebenwirkung empfunden wird und somit dem Patienten ein Anlaß zur Aufgabe der Lithiumprophylaxe gegeben wäre. Auch bei Tremor unter der Therapie mit trizyklischen Antidepressiva kann der Versuch einer Zusatzverordnung von Beta-Rezeptorenblockern gemacht werden. Die Wirkung eines nichttrizyklischen Antidepressivums sollte aber vorher erprobt sein. Bei Tremor unter einer Neuroleptikatherapie im Rahmen eines Parkinsonoids werden Anticholinergika verordnet [2].

Bei *hypertonen* depressiven Patienten könnte die Kombinationstherapie eines Antidepressivums mit einem Beta-Rezeptorenblocker der alleinigen Verordnung eines Antidepressivums überlegen sein. Es muß experimentell abgesichert werden, wieweit durch diese Maßnahme die Kreislaufsituation bei hypertonen Patienten besser kontrolliert werden kann.

Essentieller Tremor, Parkinson-Tremor, Migräne

Da die adrenerge Stimulation für die Pathogenese des Tremors und der Migräne möglicherweise eine Bedeutung hat, wurde die Wirksamkeit der Beta-Rezeptorenblocker auch bei diesen Krankheitsbildern geprüft. Die Ergebnisse über den Therapieerfolg mit Beta-Rezeptorenblockern sind widersprüchlich [9, 16] und geben, insbesondere für den Parkinson-Tremor, keinen Hinweis für eine Therapieerweiterung. Andererseits sind die bisherigen pharmakotherapeutischen Möglichkeiten bei essentiellem und Parkinson-Tremor sehr begrenzt, so daß bei Therapieresistenz mit den bekannten Pharmaka eine Erprobung der Beta-Rezeptorenblocker über ca. 3 Monate sinnvoll ist [21]. Bisher wurde bei den Tremoruntersuchungen zumeist Propranolol erprobt; in der letzten Zeit konnten auch mit Oxprenolol positive Wirkungen beobachtet werden [6].

Zusammenfassend zeigt diese Wertung der bisher erhobenen Befunde, daß die Gabe von Beta-Rezeptorenblockern in der Psychiatrie eine bedingte Therapieerweiterung darstellt. Bei Überwiegen der somatischen Beschwerden im Rahmen einer Angstsymptomatik scheinen Beta-Rezeptorenblocker in niedriger Dosierung wirksam zu sein und sollten in der ersten Behandlungsphase den Benzodiazepinen vorgezogen werden. Die Verordnung von Beta-Rezeptorenblockern bei Tachykardien, die unter der Gabe trizyklischer Antidepressiva auftreten können, stellt eine weitere Indikation dar. Die Zusatzmedikation sollte aber nur dann erfolgen, wenn vorher ein Umsatzversuch auf ein nichttrizyklisches Antidepressivum durchgeführt wurde. Beim Lithium-bedingten Tremor hat sich die zusätzliche Verordnung von Beta-Rezeptorenblockern bewährt. Bei essentiellem Tremor, bei Migräne und in Ausnahmefällen bei Parkinson-Tremor können Beta-Rezeptorenblocker versuchsweise gegeben werden. Die bisherigen Ergebnisse reichen nicht aus, um eine Empfehlung zur Behandlung von Psychosen und Entzugssyndromen mit Beta-Rezeptorenblockern zu geben. Für die Ursachenaufklärung konnten die vorwiegend therapeutischen Studien noch keinen Beitrag leisten. Die angedeuteten psychiatrischen Indikationen für Beta-Rezeptorenblocker müssen jetzt durch weitere kontrollierte Studien und durch Erfahrungen bei der praktischen Anwendung abgesichert werden. Bei positiven Ergebnissen wird die Möglichkeit der Verordnung von Beta-Rezeptorenblockern eine Erweiterung der psychiatrischen Pharmakotherapie darstellen.

Literatur s. S. 115

7. Nebenwirkungen

J. Cyran

Einleitung

Bei der Verordnung eines jeden Medikamentes ist der Arzt gezwungen, den erhofften therapeutischen Erfolg gegen die möglicherweise auftretenden Nebenwirkungen des gewählten Medikamentes abzuwägen. Unter Nebenwirkungen versteht man diejenigen schädlichen Effekte eines Medikamentes, die trotz therapeutischer Dosierung und berechtigter Indikation auftreten, und die nicht zu dem beabsichtigten Erfolg beitragen [20].
Die therapeutische Wirksamkeit von Beta-Rezeptorenblockern beruht auf der kompetitiven Hemmung der beta-adrenergen Rezeptoren. Entsprechend diesem Wirkmuster lassen sich Nebenwirkungen, die während einer Behandlung mit Beta-Rezeptorenblockern auftreten, in drei Gruppen unterteilen:
1. Spezifische Nebenwirkungen, die auf die beta-blockierende Wirkung zurückzuführen sind.
2. Unspezifische Nebenwirkungen, die sich nicht mit der Hemmung der Beta-Rezeptorenblocker erklären lassen.
3. Nebenwirkungen, die einzelnen Beta-Rezeptorenblockern substanzbezogen zuzuordnen sind und sich nicht auf die β-Rezeptorenblockade zurückführen lassen (z. B. Practolol).

Bei ca. 10% der mit Beta-Rezeptorenblockern behandelten Patienten ist mit dem Auftreten von Nebenwirkungen zu rechnen [14, 19]. Wie die Studie des Boston Collaborative Drug Surveillance Program zeigte [14], treten bei 2–3% der mit Beta-Rezeptorenblockern behandelten Patienten ernsthafte Nebenwirkungen auf, die deren Absetzen notwendig machten. Bei 8 der in dieser Studie untersuchten 319 Patienten traten ernsthafte Nebenwirkungen auf. In drei Fällen wurde ein Lungenödem, bei einem Patienten ein AV-Block 3. Grades und bei dem letzten Patienten Angina pectoris aufgrund der durch die Beta-Rezeptorenblocker induzierten Bradykardie beobachtet.
Wird eine sorgfältige Vorauswahl der Patienten unter Berücksichtigung der absoluten Kontraindikationen getroffen, ist die Häufigkeit der Nebenwirkungen durch Beta-Rezeptorenblocker unter 5%. Im Vergleich zu anderen Medikamentgruppen ist die Nebenwirkungsrate während Beta-Rezeptorenblockertherapie niedrig, woraus sich zusätzlich ihre häufige Anwendung zur Behandlung von Patienten mit Hypertonie, koronarer Herzkrankheit oder Hyperthyreose sowie anderen Krankheitsbildern rechtfertigt.
Das Sicherheitsmoment bei der Therapie mit Beta-Rezeptorenblockern wird weiter erhöht, wenn der praktizierende oder klinisch tätige Arzt möglichst we-

nige der auf dem Markt angebotenen Präparate einsetzt, dafür aber deren Nebenwirkungen genau kennt [39]. In der klinischen Anwendung kommt den experimentell gesicherten kardioselektiven, spezifischen oder intrinsischen Eigenschaften der einzelnen Beta-Rezeptorenblockern bisher keine gesicherte differentialtherapeutische Bedeutung zu [53]. Einschränkend sollten jedoch keine Beta-Rezeptorenblocker mit intrinsischer Aktivität (Pindolol, Alprenolol, Bunitrolol) bei akutem Myokardinfarkt eingesetzt werden.

Differentialtherapeutische Bedeutung haben die unterschiedlichen pharmakokinetischen Eigenschaften der Beta-Rezeptorenblocker. Alle Beta-Rezeptorenblocker werden nach oraler Einnahme zu 70–90% resorbiert. In Abhängigkeit von den Substituenten am aromatischen Benzolring ändert sich nicht nur die Kardioselektivität, die Kardiospezifität und die intrinsische Aktivität des einzelnen Beta-Rezeptorenblockers, sondern auch dessen Lipophilität und damit entscheidend auch seine pharmakokinetischen Eigenschaften [32].

Die lipophilen Eigenschaften von Beta-Rezeptorenblockern sind eng mit deren unspezifischen Wirkungen (Membranwirkung, chinidinartige oder lokalanästhetische Wirkung) korreliert. Unter unspezifischer Wirkung versteht man die von der Beta-Rezeptorenhemmung unabhängigen Eigenschaften eines Beta-Rezeptorenblockers. Lipophile Beta-Rezeptorenblocker, wie Propranolol, Alprenolol, Metoprolol und Oxprenolol, werden fast ausschließlich hepatisch metabolisiert, während gering lipophile Beta-Rezeptorenblocker, wie Nadolol, Sotalol, Atenolol oder das aus dem Handel gezogene Practolol, vorwiegend glomerulär filtriert und damit renal eliminiert werden.

Zusätzlich unterscheiden sich die Beta-Rezeptorenblocker darin, ob sie unverändert oder als wirksame oder unwirksame Metaboliten ausgeschieden werden. Bei der Metabolisierung des Propranolols entstehen z. B. 18 zum Teil wirksame Metaboliten.

Entsprechend der unterschiedlichen Elimination muß bei Patienten mit renalen oder hepatischen Krankheiten mit einer verzögerten Ausscheidung der Beta-Rezeptorenblocker gerechnet werden. Bei Niereninsuffizienz werden die glomerulär filtrierten und renal eliminierten Beta-Rezeptorenblocker, wie Sotalol, Nadolol oder Atenolol, verzögert ausgeschieden, während bei Störungen der Leberfunktion die Metabolisierung der lipophilen Beta-Rezeptorenblocker, wie Propranolol, Oxprenolol, Metoprolol oder Alprenolol, vermindert ist [3, 8]. Bei Niereninsuffizienz oder Lebenfunktionsstörungen kommt also den verschiedenen Beta-Rezeptorenblockern eine differentialtherapeutische Bedeutung zu. Unabhängig davon muß aber bei älteren Patienten mit einer erhöhten Halbwertzeit und einer dementsprechend verzögerten Elimination der Beta-Rezeptorenblocker gerechnet und in den Dosierungsplan einbezogen werden.

Von der Lipidlöslichkeit abhängig ist auch die unterschiedliche Bioverfügbarkeit der einzelnen Beta-Rezeptorenblocker. Entsprechend der unterschiedlich hohen Metabolisierungsrate bei der ersten Leberpassage (first pass effect) gelangen nur ca. 30% des oral verabfolgten Propranolols in den großen Kreislauf; für Alprenolol sind es nur ca. 10%, während es für Sotalol 100% sind. Der „first pass effect" wiederum ist abhängig von Lebensalter, Leberdurchflußrate und der Interaktion mit anderen Medikamenten, insbesondere z. B. Barbituraten.

Spezifische Nebenwirkungen (Tabelle 1)

Entsprechend ihrer pharmakologischen Wirkung auf die $Beta_1$- und $Beta_2$-Rezeptoren der verschiedenen Organe können unter der Therapie mit Beta-Rezeptorenblockern spezifische Nebenwirkungen auftreten (Tabelle 1). Diesen spezifischen Nebenwirkungen ist der größte Anteil der ernsten Nebenwirkungen, die während einer Beta-Rezeptorenblockertherapie vorkommen, zuzuordnen. Spezifische Nebenwirkungen beruhen auf dem Wirkmechanismus der Beta-Rezeptorenblocker und sind deshalb voraussehbar sowie in ihrem Pathomechanismus nachvollziehbar. Bei sorgfältiger Auswahl der Patienten, unter Beachtung der Kontraindikationen und ggf. Vorbehandlung, kann der prozentuale Anteil spezifischer Nebenwirkungen vermindert werden.

Tabelle 1. Spezifische Nebenwirkungen der Beta-Rezeptorenblocker

Herzinsuffizienz
Herzrhythmusstörungen
    Bradykardie
    Sinuatriale Blockierung
    AV-Blockierung
Hypotonie
Bronchiale Obstruktion
Gastrointestinale Störungen
    Diarrhoé
    Leibschmerzen
Hypoglykämie
Periphere Durchblutungsstörungen
    Kalte Extremitäten
    Raynaud-Phänomen
    Claudicatio intermittens
Muskelschwäche
Muskelkrämpfe
Halluzinationen
Depression
Schlaflosigkeit
Alpträume
Hypertonie
    bei Phäochromozytom
    bei Hypoglykämie

Herz-Kreislauf-System

Bei drohender oder manifester Herzinsuffizienz werden zur Aufrechterhaltung eines ausreichenden Herzzeitvolumens u. a. Katecholamin-induzierte adrenerge Kompensationsmechanismen herangezogen. Unter Beta-Rezeptorenblockertherapie muß deshalb mit einer akuten Verschlechterung der Pumpfunktion des Herzens gerechnet werden, wenn

1. das notwendige Herzzeitvolumen nur durch eine Herzfrequenzsteigerung aufrecht erhalten werden kann und der negativ-chronotrope Effekt der Beta-Rezeptorenblocker zu einer Frequenzverlangsamung mit konsektutiv abfallendem Herzzeitvolumen führt,
2. die adrenerg induzierte myokardiale Kontraktilitätssteigerung mit konsekutiv erhöhtem Schlagvolumen infolge Beta-Sympathikolyse abnimmt,
3. die Hemmung der peripheren Beta$_2$-Rezeptoren zu einem relativen Überwiegen der Alpha-Rezeptoren mit Zunahme des peripheren Systemwiderstandes und dementsprechend zu einer Steigerung der myokardialen Nachlast führt. Mit dieser Nebenwirkung muß insbesondere bei Patienten mit erhöhten Plasma-Katecholaminspiegeln, wie z. B. bei Phäochromozytom, gerechnet werden.

Aus diesem Wirkmechanismus ergibt sich, daß mit diesen Nebenwirkungen vor allem bei Patienten mit manifester oder kompensierter Herzinsuffizienz zu rechnen ist. Außerdem wird verständlich, daß diese Nebenwirkungen (kritische Abnahme des Herzzeitvolumens, Lungenstauung) schon nach einer Initialdosis und weitgehend auch dosisunabhängig auftreten können [5]. Bei Patienten mit koronarer Herzkrankheit empfiehlt es sich deshalb, eine Beta-Rezeptorenblokkertherapie mit einer sehr niedrig gewählten Dosis (z. B. 10–20 mg Propranolol) und ggf. erst nach Digitalisierung zu beginnen.

Im Verlauf einer länger dauernden Beta-Rezeptorenblockertherapie können auch die Zeichen einer zunehmenden Herzinsuffizienz auftreten, die auf eine Beta-Rezeptorenblocker bedingte Natriumretention mit konsekutiver Flüssigkeitseinlagerung zurückzuführen ist. Unabhängig davon wird bei allen Patienten der zirkadiane Rhythmus der Natriumausscheidung verändert.

Die negativ-chronotrope und negativ-dromotrope Wirkung von Beta-Rezeptorenblockern kann sowohl zu einer pathologischen Bradykardie wie auch zum Auftreten von Überleitungsstörungen bis zum höhergradigen AV-Block führen. Mit diesen Nebenwirkungen ist insbesondere bei den Patienten zu rechnen, die kompensatorisch auf einen erhöhten sympathischen Antrieb angewiesen sind, d. h. daß eine AV-Überleitungsstörung unter einer Beta-Rezeptorenblockertherapie vor allem bei Patienten mit vorgeschädigtem Reizleitungssystem zu erwarten ist.

Beta-Rezeptorenblocker wirken sich auf die Schrittmacherfrequenz des Sinusknotens wie auch auf die AV-Überleitung aus [23]. Auch bei Präparaten mit intrinsischer Aktivität (Pindolol, Oxprenolol, Alprenolol) muß mit dem Auftreten von Sinusbradykardie oder AV-Blockierungen gerechnet werden, wenn die Therapie bei vorgeschädigtem Reizleitungssystem begonnen wird. Dieser Effekt wird umso deutlicher sein, je mehr der sympathische Antrieb in der automatischen Innervation des Herzens überwiegt. Allerdings sollte, wenn man sich bei Patienten mit vorgeschädigtem Reizleitungssystem zu einer Beta-Rezeptorenblockertherapie entschließt, diese Behandlung mit einem Beta-Rezeptorenblocker mit intrinsischer Restaktivität begonnen und die Initialbehandlung unter sorgfältiger Überwachung, am besten auf einer Intensivstation, durchgeführt werden. Auch bei Patienten mit bifaszikulärem Block ist erhöhte Vorsicht geboten.

Eine unter Beta-Rezeptorenblockern akut auftretende Hypotonie ist zumeist

auf die Summation des negativ-inotropen und negativ-chronotronen Effektes
der Beta-Rezeptorenblocker zurückzuführen. Die Abnahme der myokardialen
Kontraktionskraft infolge der Abnahme des adrenergen Antriebes führt zu einer Reduktion des Schlagvolumens, wobei gleichzeitig der reaktiv kompensato-
rische Herzfrequenzanstieg unterdrückt wird.
In Einzelfällen wurde die Auslösung einer hypertonen Krise durch Behandlung
mit Beta-Rezeptorenblockern beschrieben. Diese Beobachtung wurde einerseits bei Verwendung von Beta-Rezeptorenblockern mit hoher intrinsischer
Aktivität (Pindolol) gemacht [51], wobei ursächlich eine präsynaptische Noradrenalinfreisetzung durch Beta-Rezeptorenblocker mit hoher intrinsischer
Aktivität diskutiert wurde [21]. Andererseits wurden hypertone Krisen durch
Propranolol bei psychiatrischer Indikationsstellung beschrieben, wenn das Propranolol innerhalb weniger Tage auf 5 g/Tag [33, 4], gesteigert wurde. Verantwortlich für diese Hypertonie dürfte eine reflektorische Katecholaminausschüttung sein.
Bei Vorliegen eines Phäochromozytoms ist mit dem Einsatz von Beta-Rezeptorenblockern besondere Vorsicht geboten, weil die plötzliche Hemmung gefäßdi-
latierender Beta-Rezeptoren zu einer hypertonen Krise infolge eines relativen
Überwiegens der Alpha-Rezeptoren führen kann [37]. Bei hypertonen Krisen,
die durch Beta-Rezeptoren induziert sind, sind Alpha-Rezeptorenblocker geeignete Antidote.

Wirkung auf die glatte Muskulatur

Bronchialsystem
Die Wirkung der Beta-Rezeptorenblocker auf die einzelnen Organe ist abhängig von dem Verteilungsmuster der Rezeptoren in diesen Organen. Einerseits
spielt dabei die Verteilung von Alpha- zu Beta-Rezeptoren eine Rolle und
andererseits wird die Wirkung eines Beta-Rezeptorenblockers durch die Verteilung von $Beta_1$- zu $Beta_2$-Rezeptoren bestimmt. Man kann nur davon ausgehen,
daß in den verschiedenen Organen eine Beta-Rezeptorenart überwiegt (z. B. in
den Lungen die $Beta_2$-Rezeptoren, im Herzen die $Beta_1$-Rezeptoren), nicht
jedoch davon, daß Organspezifitäten für $Beta_1$- und $Beta_2$-Rezeptoren vorhanden sind und dementsprechend eine Rezeptorart ausschließlich in einem Organ
vorkommt. Entsprechend kritisch muß die sog. Kardioselektivität bestimmter
Beta-Rezeptorenblocker eingestuft werden.
Die Entwicklung sog. $Beta_1$-selektiver Rezeptorenblocker war mit der Hoff-
nung verbunden, daß deren Wirkung auf die $Beta_2$-Rezeptoren geringer ist,
zumal viele der unerwünschten Nebenwirkungen durch die $Beta_2$-Rezeptoren-
blockade hervorgerufen werden [26]. Zwischenzeitlich hat sich jedoch heraus-
gestellt, daß bei höherer Dosierung die sog. kardioselektiven $Beta_1$-Rezepto-
renblocker (Metoprolol, Atenolol) auch zu einer Blockade der $Beta_2$-Rezepto-
ren – gleich Propranolol – führen [32].
Im Vordergrund der unerwünschten Nebenwirkungen infolge Blockade der
$Beta_2$-Rezeptoren steht eine Erhöhung des Atemwegswiderstandes, die auch
beim Gesunden nachweisbar ist [2]. Gefürchtet ist vor allem die Auslösung

eines akuten Asthmaanfalles beim Asthmatiker. Auch bei Patienten mit chronisch-obstruktiven Lungenerkrankungen ist die Auslösung einer akuten respiratorischen Insuffizienz infolge Beta-Rezeptorenblockertherapie möglich. Wie oben aufgezeigt, schließt auch die Verwendung eines sog. kardioselektiven $Beta_1$-Rezeptorenblockers diese Komplikation nicht aus [42]. Ursächlich kann die akute Zunahme des Atemwegswiderstandes auf die Zunahme des Tonus der glatten Muskulatur und die Freisetzung von Mediatoren der Bronchokonstriktion und der Entzündung aus Mastzellen zurückgeführt werden [45].

Wenn bei Patienten mit obstruktiven Lungenwegserkrankungen eine Therapie mit Beta-Rezeptorenblockern unabdingbar ist, ist es trotzdem empfehlenswert, diese mit einem sog. $Beta_1$-Rezeptorenblocker durchzuführen, da bei Verwendung eines solchen $Beta_1$-Rezeptorenblockers die plötzliche Zunahme des Atemwegswiderstandes mit einem $Beta_2$-Stimulator, wie Salbutamol, Fenetorol oder Terbutalin, leichter zu beseitigen ist [17].

Ein anamnestisch eruiertes Asthma bronchiale ist weiterhin als absolute Kontraindikation für eine Beta-Rezeptorenblockertherapie anzusehen.

Gastrointestinale Nebenwirkungen

Gleich der Wirkung der Beta-Rezeptorenblocker auf die glatte Muskulatur des Bronchialbaumes, überwiegen nach Gabe von Beta-Rezeptorenblockern die motilitätssteigernden vagalen Impulse an der glatten Muskulatur des Magen-Darm-Traktes. Die Applikation von Beta-Rezeptorenblockern – auch von $Beta_1$-Rezeptorenblockern – kann in Einzelfällen zu Diarrhöen oder kolikartigen Leibschmerzen führen, die aber nur selten eine Unterbrechung der Therapie notwendig machen.

Wirkung auf die peripheren Gefäße

(Raynaud-Syndrom, kalte Extremitäten, Claudicatio intermittens)
Das Auftreten von kalten Extremitäten unter der Behandlung mit Beta-Rezeptorenblockern wird auf das relative Überwiegen der Alpha-Rezeptoren infolge der Hemmung der gefäßdilatierenden $Beta_2$-Rezeptoren zurückgeführt [24]. Dieses Übergewicht der Alpha-Rezeptoren führt zu einer Vasokonstriktion, was bei einzelnen Patienten mit einer Raynaud-Symptomatik einhergehen kann [56].

Auch über das Auftreten von Claudicatio intermittens unter Beta-Rezeptorenblockern wurde berichtet [40]. Bei Verwendung von sog. kardioselektiven $Beta_1$-Rezeptorenblockern sind vom Wirkmechanismus her, diese Nebenwirkungen weniger zu erwarten. Für die eintretende periphere Vasokonstriktion muß auch eine Abnahme des Herzzeitvolumens ursächlich diskutiert werden.

Wirkung auf den Uterus

Eine Hemmung der $Beta_2$-Rezeptoren des Uterus führt zu einer Zunahme des Tonus der Uterusmuskulatur, was bei Graviden die Gefahr der Einleitung von Wehentätigkeit und damit eines Abortes mit sich bringen kann. Praktische Bedeutung hat dies besonders bei Patientinnen mit medikamentöser Wehenhemmung bei drohendem Abort. In diesen Fällen sollten keine oder bei vitaler Indikation nur $beta_1$-selektive Rezeptorenblocker Verwendung finden.

Beta-Rezeptorenblocker und Narkose

Herkömmliche Anästhetika, wie Barbiturate, Cyclopropan, Äther, Chloroform haben eine gesteigerte Katecholaminausschüttung zur Folge [9]. Bei Halothannarkose kommt es zu einer Verminderung der Katecholaminausschüttung [18, 25, 38, 47]. Unabhängig davon werden Behandlungen mit Beta-Rezeptoren-Blockern heute nicht grundsätzlich beendet, wenn eine Narkose durchgeführt werden muß [9]. Vielmehr wird bei bestimmten Konstellationen (z. B. koronare Herzerkrankung, Hypertonie) eine Beta-Rezeptorenblockade als Basis für eine Narkose, insbesondere mit Halothan, empfohlen [57]. Bei Zeichen einer Herzinsuffizienz muß aber ggf. präoperativ eine Therapie mit Beta-Rezeptorenblockern beendet werden. Dies muß ausschleichend geschehen, da ein rasches Absetzen von Beta-Rezeptorenblockern zu Komplikationen, wie Angina pectoris, schweren Rhythmusstörungen und Myokardinfarkt [1, 10, 27, 34, 44], führen kann. Ob hierfür eine erhöhte Katecholaminempfindlichkeit des Myokards infolge zunehmender Beta-Rezeptorendichte nach langdauernder Beta-Rezeptorenblockerbehandlung die Ursache ist [12] oder eine relative Überlastung mit akut ansteigendem myokardialem Sauerstoffverbrauch [10], ist noch nicht eindeutig geklärt. Eine akute Katecholaminausschüttung im Sinne eines Rebound-Phänomens scheint nicht vorzuliegen.

Beta-Rezeptorenblocker und metabolische Acidose

Die Wirksamkeit von Katecholaminen ist bei metabolischer Acidose stark vermindert. Die Verabreichung von Beta-Rezeptorenblockern bei metabolischer Acidose kann deshalb zu einem akuten Kreislaufzusammenbruch führen [6].

Metabolische Wirkungen

In der Regulation vieler Stoffwechselvorgänge spielen Beta-Rezeptoren eine wichtige Rolle. Unter der Behandlung mit Beta-Rezeptorenblockern hat besonders die gesteigerte Hypoglykämieneigung vor allem bei Diabetikern und Kindern klinische Bedeutung. Beta-Rezeptorenblocker hemmen die Glykogenolyse in der Leber und der Skeletmuskulatur, was den physiologischen Kompensationsmechanismus des Organismus bei drohender Hypoglykämie – Glucosefreisetzung aus Glykogen – stört. Infolge der exogenen Insulinzufuhr sind besonders insulinpflichtige Diabetiker hypoglykämiegefährdet. Aber auch Diabetiker, die mit oralen Antidiabetika behandelt werden, neigen unter Beta-Rezeptorenblockertherapie vermehrt zu Hypoglykämie. Nicht nur bei Diabetikern, sondern auch bei Stoffwechselgesunden wurden Hypoglykämien – insbesondere nach längerem Fasten und bei Kindern – unter Beta-Rezeptorenblockertherapie beschrieben [43]. In diesem Zusammenhang muß berücksichtigt werden, daß unter Beta-Rezeptorenblockern die eine Hypoglykämie begleitenden Warnsymptome, wie Schwitzen, Tachykardie, Zittrigkeit infolge des gehemmten sympathischen Antriebes (Adrenalinanstieg) nicht oder nur vermindert auftreten, so daß die Möglichkeit besteht, daß Patient und Arzt eine Hypoglykämie zu spät erkennen. Trotz dieser Wirkung der Beta-Rezeptorenblocker auf den Kohlenhydratstoffwechsel muß betont werden, daß eine Verschlechterung eines Diabetes mellitus unter Beta-Rezeptorenblockertherapie bisher nicht klinisch gesichert werden konnte [35].

Beta-Rezeptorenblocker führen zu einer Hemmung der Lipolyse [13, 48]. Ob diese Eigenschaft der Beta-Rezeptorenblocker klinische Relevanz hat, ist noch nicht gesichert.

Weitere Stoffwechselaktivitäten der Beta-Rezeptorenblocker, wie die Hemmung der Sekretion von Wachstumshormon, Aldosteron und Glucagon oder die Steigerung der Insulinsekretion, siehe Tabelle 2.

Als weitere seltene Nebenwirkungen sind Muskelschwäche nach Beta-Rezeptorenblockern – insbesondere nach Propranolol – beschrieben [50]. Ursache dieser Muskelschwäche können eine Hemmung der Muskelkontraktion mit Zunahme der Muskelreflexzeit sein. Weiterhin sind nach Verabreichung von Pindolol [41], Propranolol und Practolol [15] Muskelkrämpfe berichtet worden. Ursächlich dafür wird eine periphere Wirkung von Beta-Rezeptorenblockern mit hoher $Beta_2$-Affinität auf die Muskelspindeln der quergestreiften Muskulatur diskutiert [55]. Für diese Theorie spricht auch, daß nur Beta-Rezeptorenblocker mit $Beta_2$-Affinität einen durch Isoprenalin oder $Beta_2$-Sympathikomimetika (Terbutalin, Fenoterol, Salbutamol) hervorgerufenen Tremor der Skeletmuskulatur zu bessern vermögen [55, 49, 22].

Auch zentralnervöse Nebenwirkungen von $Beta_2$-Rezeptorenblockern sind zu beobachten. So kann sich eine endogene Depression unter $Beta_2$-Rezeptoren-

Tabelle 2. Wirkungen von Beta-Rezeptorenblockern auf den Stoffwechsel.

Hemmung der Sekretion von
    Aldosteron
    Wachstumshormon
    Glucagon
Hemmung
    der Lipolyse
    des Adrenalin-induzierten Abfalles der Eosinophilen
    der ADP-induzierten Thrombozytenaggregation
    der Progesteronsynthese in der menschlichen Gravidität
    der durch Beta-Rezeptoren vermittelten Noradrenalinsekretion aus Vasokonstriktor-Nerven
    der Rosettenbildung von T-Lymphozyten beim Menschen
Steigerung der Insulinfreisetzung
Hemmung des Katecholaminanstieges unter
    Belastung
    bei Hyperthyreose
Senkung der Konzentration nicht-veresterter Fettsäuren im Serum
Senkung des Augeninnerdruckes
Potenzierung der Pressoraktivität von Noradrenalin
Verminderung des Tränenflusses
Verminderung des Reninspiegels
Änderung des Tag/Nacht-Verhältnisses der Natriumausscheidung

blockertherapie verschlimmern [50], während Halluzinationen, Angstträume und Schlaflosigkeit vorwiegend unter Beta-Rezeptorenblockertherapie mit hoher intrinsischer Aktivität, wie z. B. Pindolol [29], berichtet wurden. Es ist also nicht mit Sicherheit zu unterscheiden, ob diese Nebenwirkungen (Angstträume, Halluzinationen, Schlaflosigkeit) spezifischen oder unspezifischen Nebenwirkungen zuzuordnen sind.

Eine Fülle von Wirkungen der Beta-Rezeptorenblocker auf das ZNS und das periphere Nervensystem wurde neuerdings mitgeteilt [11]. Ob sie therapeutische Relevanz erlangen, ist noch nicht zu entscheiden.

Unspezifische Nebenwirkungen (Tabelle 3)

Lipophile Beta-Rezeptorenblocker, wie z. B. Propranolol, haben zusätzlich eine membranstabilisierende und kardiodepressive unspezifische – nicht auf Beta-Rezeptorenblockade beruhende – Wirkung. Ob diese unspezifischen Wirkungen von klinischer Relevanz sind, erscheint zweifelhaft, zumal für eine Kardiodepression am menschlichen Myokard 50–100fache Plasmakonzentrationen vorhanden sein müssen, als sie z. B. für eine maximale Hemmung einer Belastungstachykardie notwendig sind [11, 53]. Weiterhin konnte gesichert werden, daß die antiarrhythmische Wirkung des Propranolols – des Beta-Rezeptorenblockers mit dem höchsten Potential unspezifischer Wirkungen – vorwiegend auf seine beta-sympathikolytischen Eigenschaften und nicht auf seine unspezifischen Wirkungen zurückzuführen ist [16]. Nach heutiger Auffassung ist man der Meinung, daß die unspezifischen Eigenschaften der Beta-Rezeptorenblocker ohne sichere therapeutische Bedeutung auch betreffs der Nebenwirkungen sind. Ob die Ausnutzung unspezifischer Wirkeigenschaften von Beta-Rezeptorenblockern für die Therapie psychiatrischer Krankheitsbilder Bedeutung erlangt, erscheint noch fraglich.

Tabelle 3. Unspezifische Nebenwirkungen der Beta-Rezeptorenblocker

Halluzinationen	Kopfschmerzen
Schlaflosigkeit	Parästhesien
Depression	Exantheme (makulo-papulöses Exanthem, Erythem, Urtikaria)
Alpträume	Müdigkeit
Nausea	Impotenz
Erbrechen	Alopezie
Mundtrockenheit	Thrombozytopenische Purpura
Obstipation	Leukopenie
Durst	Hämolytische Anämie

Intrinsische Aktivität

Beta-Rezeptorenblocker mit geringen beta-sympathikomimetischen Eigenschaften (intrinsische Aktivität), wie Pindolol, Alprenolol, Oxprenolol oder Bunitrolol, verursachen experimentell eine geringer ausgeprägte Frequenzverlang-

samung als Beta-Rezeptorenblocker ohne intrinsische Eigenschaften [53, 30].
Mit fortdauernder Beta-Rezeptorenblockade verschwinden diese Unterschiede.
Die therapeutische Bedeutung der intrinsischen Aktivität von Beta-Rezeptorenblockern erscheint also fraglich, doch sollte, wenn man sich bei einem Patienten mit Neigung zu Bradykardie entschließt, Beta-Rezeptorenblocker einzusetzen, trotzdem ein Beta-Rezeptorenblocker mit intrinsischer Eigenaktivität
gewählt werden.
Bei Verwendung von Beta-Rezeptorenblockern mit intrinsischer Eigenaktivität
ist aufgrund dieser unspezifischen Eigenschaft insbesondere bei Patienten mit
erhöhter Katecholaminempfindlichkeit – wie bei Hyperthyreose – oder Patienten mit erhöhten Katecholaminspiegeln – wie bei Phäochromozytom – mit Nebenwirkungen zu rechnen.
Die zu Beginn einer Beta-Rezeptorenblockertherapie häufig geklagten Beschwerden, wie Kopfschmerzen, Müdigkeit und Abgeschlagenheit, können allein auf die hämodynamischen Veränderungen, vor allem auf das verminderte
Herzzeitvolumen, zurückgeführt werden. Anlaß für ein Absetzen der Beta-
Rezeptorenblocker sind diese Beschwerden zumeist nicht, zumal sie überwiegend nur in der Initialphase der Behandlung auftreten.

Andere Nebenwirkungen

Selten wurde unter langdauernder Beta-Rezeptorenblockertherapie ein Anstieg
der Harnsäure, des Harnstickstoffs, des Kreatinins oder des Kaliums beobachtet. Da diese Beobachtung überwiegend bei Patienten mit Hypertonie gemacht
wurde, wurde ursächlich eine Durchblutungsminderung der Nieren infolge einer
Abnahme von Herzzeitvolumen und Blutdruck diskutiert.
Einzelbeobachtungen berichten von Thrombozytopenie, Agranulozytose und
nicht-thrombozytopenischer Purpura [31]. Ein sicherer Zusammenhang zwischen Beta-Rezeptorenblocker und hämatopoetischem System wurde aber bisher nicht gesichert [46].

Hauterscheinungen

Auch Hauterscheinungen wurden bisher fast ausschließlich als Einzelbeobachtungen mitgeteilt. In erster Linie handelt es sich dabei um allergische Veränderungen, wie sie gelegentlich bei Verabreichung eines jeden Medikaments beobachtet werden können. Meist treten diese kutanen Nebenwirkungen als makulo-
papulöses Exanthem innerhalb der Initialphase der Beta-Rezeptorenblockerbehandlung auf. Nach Absetzen des Beta-Rezeptorenblockers sind diese kutanen
Effloreszenzen reversibel. Auch über urtikarielle oder ekzematöse Veränderungen sowie Erythema multiforme und Alopezie wurde berichtet. Von diesen
kutanen Nebenwirkungen ist das okulo-muko-kutane Syndrom nach Practolol-
therapie abzutrennen [52]. Verantwortlich für dieses Krankheitsbild dürfte ein
nur bei einem geringen Prozentsatz der mit Practolol behandelten Patienten

vorkommender Practololmetabolit sein, der eine Immunvaskulitis auslöst. Ein ähnliches Krankheitsbild wurde bisher von anderen Beta-Rezeptorenblockern nicht beschrieben.

Die mit dem Practololsyndrom gemachten Erfahrungen machen deutlich, daß es notwendig ist, jedem neuen Arzneimittel kritisch gegenüberzutreten. Häufig ist es von Vorteil, einem der seit Jahren auf dem Markt befindlichen Beta-Rezeptorenblocker solange den Vorzug zu geben, bis bei einem neu eingeführten Medikament Wirkung und Nebenwirkungen auch nach Langzeitbeobachtung gesichert sind.

Arzneimittelinteraktionen (Tabelle 4)

Beta-Rezeptorenblocker können in antagonistischer oder synergischer Weise eine Interaktion mit anderen Medikamenten eingehen. Bei gleichzeitiger Medikation von Antiarrhythmika und Beta-Rezeptorenblockern kann die Sinusknotenerregbarkeit wie auch die AV-Überleitungszeit agonistisch beeinflußt werden. Gleiches gilt auch für eine gleichzeitige Medikation von Digitalis und Beta-Rezeptorenblockern. Andererseits wird der negativ-inotrope Effekt von Beta-Rezeptorenblockern durch die Steigerung von Kontraktilität durch Digitalis kompensiert. Antiarrhythmika und Psychopharmaka – insbesondere trizyklische – verstärken den negativ-inotropen Effekt von Beta-Rezeptorenblockern. Von klinischer Relevanz dürfte in erster Linie die Interaktion mit Insulin und oralen Antidiabetika sein, da eine gleichzeitige Beta-Rezeptorenblockerthera-

Tabelle 4. Arzneimittelinteraktionen mit Beta-Rezeptorenblockern (modif. nach [15])

Medikament	Interaktion mit Beta-Rezeptorenblockade
Insulin	Verstärkung der Blutzuckersenkung
Orale Antidiabetika	Kaschierung der Warnsymptome (Schwitzen, Tachykardie, Zittrigkeit)
Antiarrhythmika	Hemmung der Sinusknotenautomatie und der AV-Überleitung, Verstärkung der negativ-inotropen Wirkung
Digitalis	Hemmung der Sinusknotenautomatie und der AV-Überleitung Kompensation der durch Beta-Rezeptorenblocker induzierten negativen Inotropie
Vasodilatatoren (z. B. Hydralazin)	Blockade der Reflextachykardie Relative Zunahme des Alpha-Rezeptorentonus
Antihypertensiva	Additive Wirkung
Reserpin, Guanethidin	Erhöhte Beta-Rezeptorenblockerwirkung durch Entleerung der Katecholaminspeicher
Narkotika (Barbiturate, Äther, Chloroform)	Zunahme der kardiodepressiven Wirkung
Trizyklische Psychopharmaka	Verstärkung der negativen Inotropie

pie eine Hypoglykämieneigung verstärken und gleichzeitig auch die Warnsymptome kaschieren kann. Auch sollte bei einer kombinierten Therapie mit Reserpin, Guanethidin und Beta-Rezeptorenblockern daran gedacht werden, daß die Entleerung der Katecholaminspeicher zu einer verstärkten Wirkung der Beta-Rezeptorenblocker führt. Auch wird die Wirkung von Beta-Rezeptorenblockern verstärkt sein, wenn eine chirurgische Intervention mit kardiodepressiven Narkotika (Barbiturate, Chloroform, Äther, weniger Halothan) notwendig wird.

Günstig wirkt sich die kombinierte Therapie mit Vasodilatatoren (z. B. Dihydralazin) aus, da durch die Vasodilatatoren die reflektorische Steigerung des Alpha-Rezeptorentonus gemindert wird und andererseits Beta-Rezeptorenblocker eine Dihydralazin-bedingte Reflextachykardie verhindern.

Ein durch Beta-Rezeptorenblocker vermindertes Herzzeitvolumen mit konsekutiver Reduzierung der Leberdurchblutung bedingt eine Verlangsamung der Elimination all der Medikamente, die in der Leber metabolisiert werden. Tierexperimentell wurde bei herabgesetzter Leberdurchblutung eine verminderte Elimination von Lidocain [54] und Oxyphenbutazon beschrieben [7].

Beta-Rezeptorenblocker-Entzugssyndrom

Beta-Rezeptorenblocker sollten immer stufenweise reduziert werden. Dies gilt vor allem für Patienten mit koronarer Herzkrankheit. Nach abruptem Absetzen einer Beta-Rezeptorenblockertherapie wurden Angina pectoris, Rhythmusstörungen, Kammerflimmern und Myokardinfarkte beschrieben [1, 10, 27, 34, 44]. Eine Besserung dieser Beschwerden tritt nach erneuter Verabreichung von Beta-Rezeptorenblockern ein. Mit einem Entzugssyndrom muß unabhängig von der Dauer der Beta-Rezeptorenblockertherapie gerechnet werden. Ein Entzugssyndrom wurde schon nach 7 Tagen Propranololtherapie beschrieben [28]. Ursächlich für dieses Entzugssyndrom nach plötzlichem Absetzen von Beta-Rezeptorenblockern wird eine inadäquate Zunahme der Herzfrequenz, der Kontraktilität und des myokardialen Sauerstoffverbrauches bei psychischer oder physischer Belastung bei Patienten mit schwerer koronarer Herzkrankheit diskutiert. Dies würde erklären, warum das Entzugssyndrom vor allem bei Patienten in ambulanter Betreuung zu finden ist, da diese Patienten sich eher körperlich belasten als solche Patienten, die sich innerhalb der Abschirmung stationärer Pflege befinden.

Zusätzlich werden auch eine Zunahme der Thrombozytenaggregation und ein Anstieg des Renins nach Beta-Rezeptorenblockerentzug als begünstigende Faktoren beschrieben [36]. Ein Rebound-Phänomen mit reaktiv ansteigenden Katecholaminspiegeln wurde ebenso wie eine Zunahme der Beta-Rezeptorendichte nach langdauernder Beta-Rezeptorenblockertherapie als auslösendes Moment diskutiert. Hinweise für eine Zunahme der Beta-Rezeptorendichte wurden tierexperimentell gefunden [12].

Kontraindikationen (Tabelle 5)

Aus der spezifischen Wirkung der Beta-Rezeptorenblocker lassen sich die absoluten Kontraindikationen gegen eine Beta-Rezeptorenblockerbehandlung ableiten. Es sind dies eine manifeste Herzinsuffizienz, die zur Aufrechterhaltung des erforderlichen Herzzeitvolumens eines maximalen adrenergen, sympathischen Antriebs bedarf, ein Sick-Sinus-Syndrom wegen der Gefahr eines Sinusarrestes, ein sinuatrialer Block und ein höhergradiger AV-Block wegen der Gefahr des Herzstillstandes infolge Dämpfung tertiärer Reizzentren, ein Asthma bronchiale oder das Vorliegen einer schweren Bronchialobstruktion, wobei zu berücksichtigen ist, daß ein Asthmaanfall auch durch einen „kardioselektiven" $Beta_1$-Rezeptorenblocker provoziert werden kann, das Vorhandensein einer schweren metabolischen Acidose, da in dieser Situation die endogenen Katecholamine nur vermindert wirksam sind sowie ein Blutungsschock, da

Tabelle 5. Absolute Kontraindikationen für die Therapie mit Beta-Rezeptorenblockern

Manifeste Herzinsuffizienz	Asthma bronchiale
Ausgeprägte Bradykardie	Schwere Bronchialobstruktion
Sick-Sinus-Syndrom	Metabolische Acidose
Sinuatrialer Block	Schocksyndrom
AV-Block II. und III. Grades	

Tabelle 6. Relative Kontraindikationen für die Therapie mit Beta-Rezeptorenblockern

Relative Kontraindikationen	Empfehlung
Obstruktive Atemwegserkrankung	Kardioselektive $Beta_1$-Rezeptorenblocker Niedrige Dosierung unter stationärer Überwachung
Herzinsuffizienz	Digitalisierung, Diuretikum
AV-Block I. Grades	Beta-Rezeptorenblocker mit intrinsischer Aktivität Beta-Rezeptorenblocker mit intrinsischer Aktivität ggf. Nifedipin
Claudicatio intermittens Raynaud-Syndrom Kalte Extremitäten	Kardioselektive $Beta_1$-Rezeptorenblocker
Endogene Depression	Propranolol vermeiden
Hypothyreose	Propranolol vermeiden
Muskelkrämpfe	Pindolol vermeiden
Diabetes mellitus mit Neigung zu Hypoglykämie	Kardioselektive $Beta_1$-Rezeptorenblocker
Therapie mit Reserpin oder Guanethidin	Kardioselektive $Beta_1$-Rezeptorenblocker, mit niedriger Dosierung beginnen

sich die Hemmung physiologischer Regulationsmechanismen (maximaler adrenerger Antrieb) deletär auswirken kann.
Relative Kontraindikationen sind in Tabelle 6 aufgeführt. Durch Vorbehandlung mit Digitalis können Beta-Rezeptorenblocker auch bei latenter Herzinsuffizienz verordnet werden. Durch Verabreichung eines sog. kardioselektiven Beta$_1$-Rezeptorenblockers und vorsichtige initiale Dosierung kann ein Therapieversuch bei obstruktiver Atemwegserkrankung, Claudicatio intermittens oder bei Patienten mit Diabetes mellitus mit Neigung zu Spontanhypoglykämie gemacht werden. Bei Patienten mit Sinusbradykardie oder AV-Block 1. Grades sollten, wenn man sich zu einer Beta-Rezeptorenblockertherapie entschließt, solche mit intrinsischer Eigenaktivität verordnet werden. Bei mit Reserpin oder Guanethidin vorbehandelten Hypertonikern sollte auf eine kombinierte antihypertensive Behandlung mit einem Vasodilatator, wie z. B. Dihydralazin, übergegangen werden. Eine Verschlechterung einer endogenen Depression wurde vor allem unter Propranolol, das Auftreten von Muskelkrämpfen vorwiegend nach Verabreichung von Pindolol gesehen.

Antidote (Tabelle 7)

Treten trotz sorgsamer Auswahl der Patienten und Berücksichtigung bzw. Abwägung absoluter oder relativer Kontraindikationen schwerwiegende Nebenwirkungen infolge einer Therapie mit Beta-Rezeptorenblockern auf, so stehen als Antidote mehrere Substanzgruppen zur Verfügung. Entsprechend der kompetitiven Hemmung der Beta-Rezeptoren durch Beta-Rezeptorenblocker werden bei Auftreten von ausgeprägter Herzinsuffizienz die Beta-Rezeptorensti-

Tabelle 7. Antidote gegen Beta-Rezeptorenblocker

Nebenwirkungen	Antidot
Herzinsuffizienz	Orciprenalin Isoprenalin Dobutamin Digitalis Glucagon
Bradykardie, AV-Block II. und III. Grades	Atropin Orciprenalin Isoprenalin
Asthmaanfall, respiratorische Insuffizienz	Beta-Rezeptorenstimulator (wenn durch Beta$_1$-Rezeptorenblocker ausgelöst, z. B. Fenoterol, Terbutamol, Salbutamol) Orciprenalin Isoprenalin Aminophyllin
Hochdruckkrise	Alpha-Rezeptorenblocker, z. B. Phentolamin

mulatoren Isoprenalin, Orciprenalin oder der Beta$_1$-Rezeptorenstimulator Dobutamin sowie das kontraktilitätssteigernde Digitalis verabreicht. Die Katecholamine müssen ggf. wiederholt oder als Dauerinfusion verabreicht werden. Besteht die Herzinsuffizienz trotz Dauerinfusion von Orciprenalin oder Isoprenalin weiter, kann zusätzlich Glucagon i. v. appliziert werden, da Glucagon neben seiner indirekten beta-sympathikomimetischen Wirkung eine direkte positivinotrope Wirkung auf das Myokard hat. Glucagon i. v. ist bei schwerer Herzinsuffizienz auch dann anzuwenden, wenn die Herzinsuffizienz auf die Beta-Rezeptorenstimulation nicht ausreichend anspricht oder sich eine weitere Beta-Rezeptorenstimulation wegen Rhythmusstörungen verbietet.
Bei Bradykardie und höhergradigem AV-Block ist Atropin i. v. angezeigt. Bei Asthma bronchiale haben, sofern der Anfall durch einen Beta$_1$-Rezeptorenblocker provoziert wurde, Beta$_2$-Rezeptorenstimulatoren, wie Terbutalin, Salbutamol oder Fenoterol, besonders günstige Wirkung [17]. Alternativ zu den Beta-Rezeptorenstimulatoren kann bei Bronchospasmus (Asthma bronchiale) auch Aminophyllin versucht werden.
Bei Blutdruckkrisen, die sich unter Beta-Rezeptorenblockertherapie entwickelt haben, haben sich Alpha-Rezeptorenblocker, wie z. B. Phentolamin i. v., besonders bewährt.
Zusammenfassend kann gesagt werden, daß die durch Beta-Rezeptorenblocker hervorgerufenen Nebenwirkungen vorwiegend spezifische, voraussagbare Nebenwirkungen sind. Diese Nebenwirkungen beruhen auf der durch Beta-Rezeptorenblocker induzierten Beta-Symathikolyse. Die klinische Anwendung hat jedoch gezeigt, daß auch bei Verwendung sog. kardioselektiver Beta$_1$-Rezeptorenblocker Nebenwirkungen, wie z. B. die Provokation eines Asthmaanfalles, auftreten können. Das ist einerseits darauf zurückzuführen, daß kein Organ nur Beta$_1$- oder Beta$_2$-Rezeptoren enthält, sondern sich nur das numerische Verhältnis von Beta$_1$- zu Beta$_2$-Rezeptoren ändert, und andererseits darauf, daß bei höherer Dosierung die kardioselektiven Eigenschaften sog. Beta$_1$-Rezeptorenblocker (Metaprolol, Acebutolol, Atenolol) verschwinden.
Ein idealer Beta-Rezeptorenblocker sollte ohne spezifische Toxizität und von hoher Beta$_1$-Selektivität sein. Er sollte keine intrinsische Aktivität und keine unspezifische Membranwirkung besitzen. Weiterhin sollte ein idealer Beta-Rezeptorenblocker eine hohe Bioverfügbarkeit gewährleisten und damit gleichmäßige Plasmaspiegel sowie eine konstante therapeutische Konzentration an den Rezeptoren garantieren.
Bei sorgsamer Auswahl der Patienten und kritischer Berücksichtigung absoluter oder relativer Kontraindikationen treten nur bei weniger als 5% der mit Beta-Rezeptorenblockern behandelten Patienten Nebenwirkungen auf. In der Reihe aller rezeptierten Medikamentengruppen gehören damit die Beta-Rezeptorenblocker zu den gut verträglichen, nebenwirkungsarmen Substanzen, die zu Recht im letzten Jahrzehnt zu den meistverordneten Präparategruppen aufgerückt sind.

Literatur s. S. 116

Literatur

Kapitel 1: Klinische Pharmakologie

1. Korolkovas A (1974) Grundlagen der molekularen Pharmakologie. Thieme, Stuttgart
2. Ehrlich P (1974) Ber Dtsch Chem Ges 42: 17 (1909) (zit. nach [1])
3. Goldstein A, Arnow L, Kalman SM (1974) Principles of drug action. Wiley, New York, London, Sydney, Toronto
4. Funder JW, Duval D, Meyer P (1973) Cardiac glucocorticoid receptors: The binding of tritiated dexamethasone in rat and dog heart. Endrocrinology 93: 1300–1307
5. Marver D, Stewart J, Funder JW, Feldmann D, Edelman IS (1974) Renal aldosterone receptors: Studies with ^{3}H-aldosterone and the antimineralocorticoid ^{3}H-spirolactone (SC-26304). Proc Natl Acad Sci USA 71: 1431–1435
6. Baulieu E-E (1975) Stereoid receptors and hormone receptivity: New approaches in pharmacology and therapeutics. Biochem Pharmacol 24: 1743–1748
7. Edelmann JS (1975) Mechanism of action of steroid hormones. J Steroid Biochem 6: 147–159
8. Cuatrecasas P (1973) Insulin receptor of liver and fat cell membranes. Fed Proc 32: 1838–1846
9. Forgue M-E, Freychet P (1975) Insulin receptors in the heart muscle. Diabetes 24: 715–723
10. Powell JR, Brody MJ (1976) Identification and specific blockade of two receptors for histamine in the cardiovascular system. J Pharmacol Exp Ther 196: 1–14
11. Owen DAA (1977) Histamine receptors in the cardiovascular system. Gen Pharmacol 8: 141–156
12. Kather H, Simon B (1977) Adenylate cyclase of human fat cell ghosts. Stimulation of enzyme activity by parathyroid hormone. J Clin Invest 59: 730–733
13. Moore WV, Wolff J (1974) Thyroid-stimulating hormone binding to beef thyroid membranes. Relation to adenylate cyclase activity. J Biol Chem 149: 6255–6263
14. Lesniak MA, Gorden P, Roth J, Gavin JR (1974) Binding of ^{125}I-human growth hormone to specific receptors in human cultured lymphocytes. Characterization of the interaction and a sensitive radioreceptor assay. J Biol Chem 249: 1661–1667
15. Karlin A (1973) Molecular interactions of the acetylcholine receptor. Fed Proc 32: 1847–1853
16. Bataille D, Freychet P, Rosselin G (1974) Interactions of glucagon, vasoactive intestinal polypeptide and secretin with liver and fat cell membranes: Binding to specific sites and stimulation of adenylate cyclase. Endocrinology 95: 713–721
17. Lefkowitz R (1976) β-adrenergic receptors: Recognition and regulation. New Engl J Med 295: 323–328
18 Lefkowitz RJ, Limbird LE, Mukherjee Ch, Caron MG (1976) The β-adrenergic receptor and adenylate cyclase. Biochim Biophys Acta 457: 1–39
19. Maguire ME, Ross EM, Gilman AG (1977) β-adrenergic receptor: Ligand binding, properties and the interaction with adenyl cyclase. Adv Cyclic Nucleotide Res 8: 1–83
20. Akera T (1977) Membrane adenosinetriphosphatase: A digitalis receptor? Science 198: 569–574
21. Erdmann E (1977) Cell membrane receptors for cardiac glycosides in the heart. Basic Res Cardiol 72: 315–325
22. Chang RSL, Snyder SH (1978) Benzodiazepine receptors: labeling in intact animals with ^{3}H-flunitrazepam. Eur J Pharmacol 48: 213–218

23. Simon B, Rieser P, Kather H (1976) Adenylat-Gyclase und Dünndarmsekretion. Inn Med 3: 276–282
24. Cassel D, Selinger, Z (1977) Mechanism of adenylate cyclase activation by cholera toxin: Inhibition of GTP hydrolysis at the regulatory site. Proc Natl Acad Sci USA 74: 3307–3311
25 Pasternak GW, Snyder SH (1975) Opiate receptor binding: Enzymatic treatments that discriminate between agonist and antagonist interactions. Mol Pharmacol 10: 478–484
26 Teschemacher H (1978) Endogenous ligands of opiate receptors (endorphins) In: Herz A (ed) Developments in opiate research. Marcel Dekker, New York, p 68–125
27. Krawietz W, Poppert D, Erdmann E, Glossmann H, Struck CJ, Konrad C (1976) β-adrenergic receptors in guinea-pig myocardial tissue. Nauyn-Schmiedeberg's Arch Pharmacol 295 (1976), 215–224
28. Lefkowitz RJ (1978) Identification and regulation of alpha- and beta-adrenergic receptors. Fed Proc 37: 123–129
29. Kuschinski G, Lüllmann H (1978) Kurzes Lehrbuch der Pharmakologie. Thieme, Stuttgart
30. Ahlquist RP (1948) A study of the adrenotropic receptors. Am J Physiol 153: 586–600
31. Kunos G (1978) Adrenoceptors. Am Rev Pharmacol Toxicol 18: 291–311
32. Sharma VK, Banerjee ShP (1978) β-adrenergic receptors in rat skeletal muscle effects of thyroidectomy. Biochim Biophys Acta 539: 538–542
33. Lands AM, Arnold A, Mc Aucliff JP, Luduena FP, Brown TG (1967) Differentiation of receptor systems activated by sympathomimetic amines. Nature 214: 597
34. Palm D (1977) Adrenerge β-Rezeptoren und β-Rezeptorenblocker. Straube, Erlangen
35. Goldberg LJ, Volkman PH, Kohli JD (1978) A comparison of the vascular dopamine receptor with other dopamine receptors. Am Rev Pharmacol Toxicol 18: 57–80
36. Orly J, Schramm M (1976) Coupling of catecholamine receptor from one cell with adenylate cyclase from another cell by cell fusion. Proc Natl Acad Sci USA 73: 4410–4414
37. Jacobs S, Cuatrecasas P (1977) The mobile receptor hypothesis for cell membrane receptor action. Trends Biol Sci
38. Limbird LE, Lefkowitz RJ (1977) Resolution of β-adrenergic receptor and adenylate cyclase activity by gelexclusion chromatography. J Biol Chem 252: 799–802
39. Cuatrecasas P, Hollenberg MD, Chang KJ, Bennet V (1975) Hormone receptor complexes and their modulation or membrane function. Recent Prog Horm Res 31: 37–68
40. Epstein SE, Levey GS, Skelton CL (1971) Adenyl cyclase and cyclic AMP. Biochemical links in the regulation of myocardial contractility. Circulation 43: 437–449
41. Lefkowitz RJ (1973) Isolated hormone receptors. Physiologic and clinical implications. New Engl J Med 188: 1061–1066
42. Schorr I, Ney RL (1971) Abnormal hormone responses of an adrenocortical cancer adenyl cyclase. J Clin Invest 50: 1295–1299
43. Pfeuffer Th (1977) GTP-binding proteins in membranes and the control of adenylate cyclase activity. J Biol Chem 151: 7224–7234
44. Howlett AC, Arsdale PM, Gilman AG (1978) Efficiency of coupling between the beta adrenergic receptor and adenylate cyclase. Mol Pharmacol 14: 531–539
45. Ablad B, Calson E, Dahlöf C, Ek L (1976) Some aspects of the parmacology of β-adrenoceptor blockers. Drugs 11: 100–111
46. Gordon RD (1976) Effects of β-adrenoceptor blocking drugs on plasma volume, renin and aldosterone as components of their antihypertensive action. Drugs 11: 156–163
47. Morgan TO, Sabta J, Anavekar SM, Louis WJ, Doyles AE (1974) A comparison of beta adrenergic blocking drugs in the treatment of hypertension. Postgrad Med J 50: 253–289
48. Sörenby L (1975) The β-adrenoceptors of the long mediating inhibition of antigen-induced histamine release. Eur J Pharmacol 30: 140–147
49 Single BN, Whitlock R, Combes RH, Williams FH, Harris EA (1976) Effects of cardioselective β-adrenoceptor blockade on specific airway resistance in normal subjects and in patients with bronchial asthma. Clin Pharmacol Ther 19: 493–501
50. Avenhaus H, Lüderitz B, Strauer BE, Bolte HD, Riecker G (1971) Kardiale Wirkungen von Glucagon. Dtsch Med Wochenschr 96: 702–707
51. Riecker G (1978) Einführung zum Thema β-Rezeptorenblocker. Internist (Berlin) 19: 501–503

52. Vedin A, Wilhelmsson C, Björntrop P (1975) Induction of diabetes and oral glucose tolerance tests during and after chronic β-blockade. Acta Med Scan [Suppl] 575: 37–40
53. Koch-Weser J (1968) Beta adrenergic blockade and circulating eosinophiles. Arch Intern Med 121: 38–46
54. Barett AM, Cullum VA (1968) The biochemical properties of propranolol and their effects on cardiac arolythica. Br J Pharmacol 34: 43–55
55. Goodman LS, Gilman A (1975) The pharmacological basis of therapeutics. Mac Millan, New York
56. Bodem G, Grube E, Fuchs M, Gugler R (1978) Untersuchungen zum Verhalten von Propranolol im menschlichen Organismus. In: Mäurer W, Schömig A, Dietz R, Lichtben PR (Hrsg) Beta-Blockade 1977. Thieme, Stuttgart, S 59–64
57. Cuthbert MF, Collins RF (1975) Plasma levels and β-adrenoceptor blockade with acebutolol, practolol and propranolol in man. Br J Clin Pharmacol 2: 49–55
58. Stephan K, Musmann, W, Hübner H (1978) Wirkung von 4 verschiedenen β-Rezeptorenblockern auf Kontraktilität und Haemodynamik beim Hund mit leistungsgemindertem Herzen. In: Mäurer W, Schömig A, Dietz R, Lichtlen PR (Hrsg) Beta-Blockade 1977. Thieme, Stuttgart, S 157–163
59. Yamamura H, Rodbell M (1976) Hydroxybenzylpindolol and hydroxybenzylpropranolol: Partial beta adrenergic agonists of adenylate cyclase in the rat adipocyte. Mol Pharmacol 12: 693–700
60. Wale JL, Bilski A (1978) Intrinsic sympathomimetik activity and myocardial contractility – Experimental studies. In: Mäurer W, Schömig A, Dietz R, Lichtlen PR (Hrsg) Beta-Blockade 1977. Thieme, Stuttgart, S 21–28
61. Brakes AJ, Prichard B (1973) The effect of AH 5158, pindolol, d-propranolol on acute exercise tolerance in angina pextoris. Br J Pharmacol 47: 673–674
62. Labhart A, Rothlin M (1978) Beta-Rezeptorenblocker bei Hyperthyreose. Internist (Berlin) 19: 538–541
63. Mukherjee Ch, Lefkowitz RJ (1977) Regulation of beta adrenergic receptors in isolated frog erythrocyte plasma membranes. Mol Pharmacol 13: 291–303
64. Mukherjee Ch, Lefkowitz RJ (1976) Desensitzization of β-adrenergic agonists in a cell-free system: Resensitzization by guanosine 5'-(β\y-imino)triphosphate and other purine nucleotides. Proc Natl Acad Sci NSA 73: 1494–1498
65. Wessel MR, Mulkin D, Lefkowitz RJ (1978) Differences between agonist binding following β-adrenergic receptor desensitization. J Biol Chem 253: 3371–3373
66. Mickey JV, Tate R, Mulkin D, Lefkowitz RJ (1976) Regulation of adenylate cyclase – coupled beta adrenergic receptor binding sites by beta adrenergic catecholamines in vitro. Mol Pharmacol 12: 409–419
67. Amer SM (1975) Possible involvement of the cyclic nucleotide system in hypertension. In: Weiss B (ed) Cyclic nucleotides in disease Univ Park Press, Baltimore, p 135–156
68. Grobecker H (1978) Experimentelle Untersuchungen zum Wirkungsmechanismus von Beta-Sympatholytika und ihre Bedeutung für die Behandlung des Blutdrucks. In: Mäurer W, Schömig A, Dietz R, Lichtlen PR (Hrsg) Beta-Blockade 1977. Thieme, Stuttgart, S 11–20
69. Amer MS, Doba N, Reis, DJ (1976): Changes in cyclic nucleotide metabolism in aorta and heart of neurogenically hypertensive rats: Possible trigger mechanism of hypertension. Proc Natl Acad Sci USA 72: 2135–2139
70. Reid JL (1978) Central and peripheral nervous mechanisms and the hypertensive actions of beta-blockers. In: Mäurer W, Schömig A, Dietz R, Lichtlen PR (Hrsg) Beta-Blockade 1977. Thieme, Stuttgart. S 74–80
71. Adlermann EL, Coltart DJ, Wettach GE, Harrison DC (1974) Coronary artery syndromes after sudden propranolol withdrawal. Am Intern Med Sci 81: 625–631
72. Levitzki A (1974) Negative co-operativity in clustered receptors as a possible basis for membrane action. J Theor Biol 44: 367–372
73. Limbird LE, Meyts P, Lefkowitz RJ (1975) β-adrenergic receptors: Evidence for negative cooperativity. Acad Press Inc 64: 1160–1168
74. Limbird LE, Lefkowitz RJ (1976) Negative cooperativity among β-adrenergic receptors in frog erythrocyte membranes. J Biol Chem 251: 5007–5014
75. Helmreich EJM (1976) Hormone-receptor interactions. FEBS Lett 61: 1–5

76. Waal-Manning HJ (1976) Hypertension: Which beta blocker? Drugs 12: 412–441
77. Shand DG, Rangno RE (1977) The disposition of propranolol. 1. Elimination during oral absorption in man. Pharmacology 7: 159–168
78. Johnsson G, Regard CG (1976) Clinical pharmacokinetics of β-adrenoceptor blocking drugs. Clin Pharmacol 1: 233–263
79. Gugler R, Herold W, Dengler HJ (1974) Pharmacokinetics of pindol in man. Eur J Clin Pharmacol 7: 17–24
80. Editorial (1976) Beta-blockers for hypertension. Lancet II: 551–555
81. Waal-Manning HJ (1978) Experience with a slow-release formulation of oxprenolol. New Zeal Med J 12: 25
82. Lyndtin H, Lohmüller G (1977) Beschwerdespektrum vor und während Hochdrucktherapie mit Beta-Rezeptorenblockern. In: Lyndtin H, Lohmüller G (Hrsg) Beta-Rezeptorenblocker. Aesopus, München, S 77–78
83. Der Arzneimittelbrief (1978) Die Betarezeptorenblocker. Arzneimittelbrief 12: 9–13
84. Mäurer W, Schömig A, Kaden F (1978) Blut-Katecholaminspiegel unter Betablockade. In: Mäurer W, Schömig A, Dietz R, Lichtlen RP (Hrsg) Beta-Blockade 1977. Thieme, Stuttgart, S 50–57
85. Malchoff CD, Marinetti GV (1978) Hormone action at the membrane level. Biochim Biophys Acta 538: 541–554
86. De Meyts P (1976) Cooperative properties of Hormone receptors in cell membranes. J Supramol Struc 4: 241 (201–258 (218)
87. Conolly ME, Greenacre JK (1976) The lymphocyte β-adrenoceptor in normal subjects and patients with bronchial asthma. J Clin Invest 58: 1307–1316
88. Kunos G, Vermes-Kunos I, Nickerson M (1974) Effects of thyroid state on adrenoceptor properties. Nature 250: 779–781
89. Williams LT, Lefkowitz RJ, Watanabe AM, Hathaway DR, Besch HR jr (1977) Thyroid hormone regulation of beta-adrenergic receptor in hyperthyroidism. Circulation 55 (Suppl. III) 166
90. Kemson S, Marinetti GV, Shaw A (1978) Stimulation of dihydroalprenolol binding to beta-adrenergic receptors in isolated rat heart ventricle slices by triiodothyronine and thyroxine. Biochim Biophys Acta 540: 320–329
91. Levey GS (1975) The heart and hyperthyroidism. Med Clin North Am 59: 1193–1201
92. Pimstone N, Marine N, Pimstone B (1968) β-adrenergic blockade in thyrotoxic myopathy. Lancet II: 1219–1220
93. Schocken DD, Roth GS (1977) Reduced β-adrenergic receptor concentrations in ageing man. Nature 267: 856–858
94. Grinna LS (1977) Changes in cell membranes during ageing. Circulat Rev 23: 452–464
95. Benkert O (1978) Indikationen für Beta-Rezeptorenblocker in der Psychiatrie. Internist (Berlin) 19: 542–546
96. Soll AH, Kahn CR, Neville DM jr, Roth J (1975) Insulin receptor deficiency in genetic and acquired obesity. J Clin Invest 56: 769–780
97. Sharma VK, Banerjee SP (1978) α-adrenergic receptor in rat heart. J Biol Chem 253: 5277–5279
98. Erdmann E, Krawietz W (1977) Increased number of ouabain binding sites in human erythrocyte membranes in chronic hypokalaemia. Acta Biol Med Ger 36: 879–883
99. Curfman GD, Crowley TJ, Smith TW (1977) Thyroid-induced alterations in myocardial sodium- and potassium-activated adenosine triphosphatase, monovalent cation active-transport, and cardiac glycoside binding. J Clin Invest 59: 586–590
100. Beller GA, Conroy J, Smith TW (1976) Ischemia-induced alterations in myocardial (Na^+- + K^+)-ATPase and cardiac glycoside binding. J Clin Invest 57: 341–350
101. Sauerbier I (1977) Seasonal Variation in tissue catecholamine level and its turnover in the frog (Rana temporaria). Gen Comp Endocrinol 31: 183–188
102. Lin MH, Akera T (1978) Increased (Na^+-, K^+)-ATPase concentrations in various tissues of rats caused by thyroid hormone treatment. J Biol Chem 253: 723–726
103. Glaubiger G, Tsai BS, Lefkowitz RJ, Weiss B, Johnson EM (1978) Chronic guanethidine treatment increases cardiac β-adrenergic receptors. Nature 273: 240–242
104. Galant SP, Duriseti L, Underwood S, Insel PA (1978) Decreased beta-adrenergic receptors on polymorphonuclear leukocytes after adrenergic therapy. New Engl J Med 299: 933–936

105. McDevitt DG, Shand DG (1975) Plasma concentrations and the time-course of beta blockade due to propranolol. Clin Pharmacol Ther 18: 708–713
106. Achong MR, Piafsky KM, Ogilvie RI (1976) Duration of cardiac effects of timolol and propranolol. Clin Pharmacol Ther 19: 148–152

Kapitel 2: Koronare Herzkrankheit

1. Palm D (1978) Adrenerge β-Rezeptoren und β-Rezeptorenblocker. In: Hierholzer, Rietbrock (Hrsg) Berliner Seminar. peri med Erlangen, S 3
2. Helfant H, Hermann MV, Gorlin R (1971) Abnormalities of left ventricular contraction induced by beta adrenergie blockade. Circulation 43: 641
3. Lydtin H (1970) β-Receptorenblocker. Ergeb Inn Med Kinderheilkd 30: 96
4. Armstrong PW, Chiong MA, Parker IO (1977) Effects of propranolol and the hemodynamic coronary sinus blood flow and myocardial metabolic response to atrial pacing. Am J Cardiol 40: 83
5. Dollery CT, Paterson IW, Conolly ME (1969) Clinical pharmacology of beta receptor blocking drugs. Clin Pharmacol Ther 10: 765
6. Thadani U, Sharma B, Meeran MK, Majid PA, Whitaker W, Taylor H (1973) Comparison of adrenergic beta receptor antagonists in angina pectoris. Br Med J I: 138
7. Kaltenbach M, Guldner N (1971) Zur Behandlung der Koronarinsuffizienz mit Beta-Sympathikolytika. In: Dengler (Hrsg) Die therapeutische Anwendung beta-sympathikolytischer Stoffe. Schattauer, Stuttgart, New York, S 124
8. Wolfson S, Amseterdam E, Gorlin R (1970) Rationale for the use of beta-blockade as therapy for angina pectoris. In: Russel HJ, Zohmaid BL (ed) Coronary heart disease. Lippincott, Philadelphia, p 121
9. Monroe MT, Chung EK (1976) Antiangial agents for coronary heart disease. In: Chung EK (ed) Controversy in cardiology. Springer, Berlin, Heidelberg, New York, p 115
10. Crawford MH, Le Winter M, O'Rourke RA, Karlinger JS (1975) Combined propranolol and digoxin therapy in angina pectoris. Ann Intern Med 83: 449
11. Valori C, Thomas M, Shillingford JP (1967) Free nor-adrenaline and adrenaline excretion in relation to clinical syndromes following myocardial infarction. Am J Cardiol 20: 605
12. Jewitt DE, Mercer CJ, Reid D (1969) Free noradrenaline and adrenaline excretion in relation to the development of cardiac arrhythmias and heart failure in patients with acute myocardial infarction. Lancet I: 635
13. Gazes PC, Richardson JA, Woods EF (1959) Plasma catecholamine concentrations in myocardial infarction and angina pectoris. Circulation 19: 657
14. McDonald L, Baker C, Bray C (1969) Plasma catecholamines after cardiac infarction. Lancet II: 1021
15. Jewitt DE, Singh BN (1974) The role of β-adrenergic blockade in myocardial infarction. Prog Cardiovasc Dis 16: 421
16. Conolly ME, Kersting F, Dollery CT (1976) The clinical pharmacology of beta-adrenoceptor-blocking drugs. Prog Cardiovasc Dis 19: 203
17. Müller HS, Ayres SM, Kliga A, Evans RG (1974) Propranolol in the treatment of acute myocardial infarction. Circulation 44: 1078
18. Wilhelmsson C, Vedin JA, Wilhelmsen L (1974) Reduction of sudden deaths after myocardial infarction by treatment with alprenolol. Lancet II: 1157
19. Ahlmark G, Seatre H, Korsgren M (1974) Reduction of sudden deaths after myocardial infarction. Lancet II: 1563
20. Green KG (1975) Improvement in prognosis of myocardial infarction by long term beta adrenoceptor blockade using practolol. Br Med J III: 735

21. Ahlmark G, Saetre H (1976) Position of myocardial infarct and result of alprenolol treatment. Br Med J I: 837
22. Stannard M, Sloman G (1967) Hemodynamic effects of propranolol. Br Med J I: 700
23. Wirtzfeld A, Klein G, Delius W, Sack D (1978) Behandlung des akuten Myokardinfarkts mit Metoprolol. Dtsch Med Wochenschr 103: 566
24. Gold HR Leinbach RC, Maroko PR (1976) Propranolol induced reduction of sinus of ischemic injury during acute myocardial infarction. Am J Cardiol 38: 689
25. National cooperative study group to compare medical and surgical therapy: Unstable angina pectoris. Am J Cardiol 37: 896
26. Jones EL, Kaplan JA, Dorney ER, King SB, Douglas JS, Hatcher CR (1976) Propranolol therapy in patients undergoing myocardial revascularisation. Am J Cardiol 38: 696
27. Sheldon WC, Rincon G, Pichard AD, Razavi M, Cheanvechai C, Loop FD (1975) Surgical treatment of coronary artery disease: Pure graft operations, with a study of 741 patients followed 3–7 year. Prog Cardiovasc Dis 18: 237
28. Murphy ML, Hultgren HN, Detre K, Thomsen J, Takaro T (1977) Treatment of chronic stable angina. A preliminary report of survival data of the randomized Veterans Administration Cooperative Study. New Engl J Med 297: 621
29. Mueller HS (1977) Role of cardiac assistence in the treatment of cardiogenic shock. In: Hellberg, Kettler, De Vivie (Hrsg) Intraaortale Ballongegenpulsation. Thieme, Stuttgart, S 80
30. Grosser KD, Heller A, Imich W (1977) Die Verwendung der intraaortalen Ballonpulsation bei infarktbedingtem Schocksyndrom. In: Hellberg, Kettler, de Vivie (Hrsg) Intraaortale Ballongegenpulsation. Thieme, Stuttgart, S 91
31. Braunwald E (1977) Coronary artery surgery at the crossroads. New Engl J Med 297: 661
32. Mueller HS, Ayres SM (1978) Metabolie responses of the heart in acute myocardial infarction in man. Am J Cardiol 42: 363
33. Bolte HD, unveröffentlicht
34. Jatene AD, Lichtlen PR (eds) (1976) 3rd International Adalat-Symposion. Excerpta Medica, Amsterdam, Oxford

Kapitel 3: Herzrhythmusstörungen

1. Müller HS, Ayres SM, Kliga A, Evans RG (1974) Propranolol in the treatment of acute myocardial infarction. Circulation 44: 1078
2. Gibson DG (1974) Pharmacondynamic properties of β-adrenergic receptor blocking drugs in man. Drugs 7: 8–38
3. Palm D (1978) Adrenerge β-Rezeptoren und β-Rezeptorenblocker. In: Hierholzer, Rietbrock (Hrsg) Berliner Seminar. peri med, Erlangen, S 3
4. Damato AN, Caracta AR, Akhtar M, Elau SH (1975) The effects of commonly used cardiovascular drugs on av-conduction and refractoriness. In: Narula OS (ed) Hisbundle electrocardiography and clinical electrophysiolgy, Davis, Philadelphia, p 105
5. Kaplan WM, Langendorf R, Lev M, Pick A (1973) Tachycardiabradycardia-syndrome (so-called sick-sinus-syndrome). Am J Cardiol 31: 497
6. Watanabe Y, Dreifus LS (1977) Cardiac arrhythmias, elektrophysiologic basis for clinical interpretation. Grune & Stratton, New York, San Francisco, London, p 339
7. DeJoseph RL, Cipes DP (1976) Hisbundle electrocardiography – a clinical value. In: Chung EK (ed) Controversy in cardiology. Springer, Berlin, Heidelberg, New York, p 220
8. Jeresaky RM (1973) Mitralvalve prolapse – mitralclick syndrome. Prog Cardiovasc Dis 15: 623
9. Mason JW, Koch SH, Bilingham ME, Winkle RA (1978) Cardiac biopsy evidence for a cardiomyopathy associated with symptomatic mitralvalve prolapse. Am J Cardiol 42: 557
10. Shappell SD, Marshall CE, Brown RE (1973) Sudden deaths and the family occurence of mid-systolic-click, late systolic murmur-syndrome. Circulation 48: 1128
11. Waagstein F, Hjalmarson A, Varnauskas E, Wallentin J (1975) Effect of chronic beta-adrenergic receptor blockade in congestive cardiomyopathy. Br Heart J 37: 1022

12. Labhart A, Rothlin M (1978) Beta-Rezeptorenblocker bei Hyperthyreose. Internist (Berlin) 19: 538
13. Spurrel RAJ, Sowton E (1975) Use of high frequency stimulation in the management of paroxysmal supraventricular tachycardia. J Electrocardiol 8: 287
14. Neuss H, Schlepper M (1974) Influence of virus antiarrhythmic drugs (Alprendine, Ajmaline, Verapamil, Oxprenolol, Orciprenaline) on functional properties of accessory av-pathways. Acta Cardiol (Brux) Suppl 18: 279
15. Gross F (1978) Klinische Pharmakologie der β-Adrenozeptoren-Blocker Internist 19, 504
16. Jeung RTT, Tse TS (1974) Thyreotoxic periodic paralysis effect of Propranolol. Am J Med 57: 584
17. Seipel L (1978) Hisbündel-Elektrographie und intrakardiale Stimulation. Thieme, Stuttgart, S 145
18. Coltart J (1975) Antiarrhythmic-therapy: Physiological basis and practical methods. In: Krikler DM, Gudwin JF (eds) Cardiac-arrhythmias. Saunders, London, Philadelphia, Toronto, p 223
19. Rosen MR (1977) Effect of pharmacological agents and mechanisms responsible for re-entry. In: Kulbertus HE (ed) Re-entrant arrhythmias, mechanisms and treatment, MTP-Press, London, Lancaster, p 283
20. Bolte HD, M. Rupff unveroffentlicht
21. Bolte HD (1978) Therapie mit Beta-Rezeptorenblockern bei koronarer Herzerkrankung. Internist (Berlin) 19: 520
22. Bolte HD, Lüderitz B. (1976) Physiologische Grundlagen der normalen und gestörten Erregungsbildung und -leitung. Nauheimer Fortbildungs-Lehrgänge 39: 49–65, Steinkopf, Darmstadt
23. Dhingra RC, Rosen KM, Rahimtoda (1973) Normal conduktion intervals and responses in sixty-one patients using His-bundle recording and atrial pacing. Chest 64: 55
24. Somerville W, Taggert P, Curruthers M (1973) Cardiovascular responses to public speaking and their modification by oxprenolol. In: Burley DM, Frier JH, Rondel RK, Taylor SH (eds). New perspectives in beta-blockade. Ciba-Lab., Horsham
25. Harrison DC, Griffin JR, Fiene TJ (1965) Effects of beta-adrenergic blockade with propranolol in patients with atrial arrhythmias New Engl J Med 273: 410

Kapitel 4: Hypertonie

1. Prichard BNC (1964) Hypotensive action of pronethalol. Br Med J I: 1227
2. Waal-Manning HJ (1976) Hypertension: Which beta-blocker? Drugs 12: 412–441
3. Lertora JJL, Mark AL, Johannsen UJ, Wilson WR, Abboud FM (1975) Selective beta-1 receptor blockade with oral practolol in man. A dose-related phenomenon. J Clin Invest 56: 719–724
4. Imhof P (1975) Characterization of beta-blockers as antihypertensive agents in the light of human pharmacology studies. In: Schweizer, Huber (ed) Beta-blockers: Present status and future prospects. Univ Park Press, Baltimore, p 40–50
5. Hansson L, Werko L (1977) Beta-adrenergic blockade in hypertension. Am Heart J 93: 394–402
6. Lydtin H, Kusus T, Daniel W, Schierl W, Ackenheil M, Kempter H, Lohmoller G, Miklas M, Walter I (1972) Propranolol therapy in essential hypertension. Am Heart J 83: 589–595
7. Tarazi RC, Dustan HP (1972) Beta-adrenergic blockade in hypertension. Am J Cardiol 29: 633–640
8. Tarazi RC (1973) Long-term hemodynamic effects of beta-adrenergic blockade in hypertension. In: Onesti G, Kim KE, Moyer JH (ed) Hypertension: Mechanisms and management. Grune & Stratton, New York, London, p 343–349
9. Wollam GL, Gifford RW, Tarazi RC (1977) Antihypertensive drugs: Clinical pharmacology and therapeutic usw. Drugs 14: 420–460

10. Niarchos AP, Tarazi RC (1976) Hemodynamic effects of beta-adrenergic blocking agents in hypertension. In: Onestin G, Fernandes M. A., Kim KE (ed) Regulation of blood pressure by the central nervous system. Grune & Stratton, New York, London p 397–409
11. Nies AS, Shand DG (1975) Clinical pharmacology of propranolol. Circulation 52: 6–51
12. Bühler FR, Laragh JH, Baer L, Vaughan ED, Brunner HR (1972) Propranolol inhibition of renin-secretion. A specific approach to diagnosis and treatment of renin-dependent hypertensive diseases. New Engl J Med 287: 1209–1214
13. Bravo EL, Tarazi RC, Dustan HP (1974) On the mechanism of suppressed plasma renin activity during beta-adrenergic blockade with propranolol. J Lab Clin Med 83: 119–128
14. Woods JW, Pittman AW, Pulliam CC, Werk EE jr, Waider W, Allen CA (1976) Renin profiling in hypertension and its use in treatment with propranolol and chlorthalidone. New Engl J Med 294: 1137–1144
15. Stokes GS, Weber MA, Thornell IR (1974) Betablockers and plasma renin activity in hypertension. Br Med J I: 60–62
16. Stumpe KO, Kolloch R, Vetter H, Gramann W, Krück F, Ressel Ch, Higuchi M (1976) Acute and long-term studies of the mechanisms of action of beta-blocking drugs in lowering blood pressure. Am J Med 60: 853–865
17. Amery A, Billiet L, Fagard R (1974) Beta receptors and renin release. New Engl J Med 290: 284
18. Aberg H (1974) Beta receptors and renin release. New Engl J Med 290: 1026
19. Lewis PJ (1975) Propranolol – an antihypertensive drug with a central action. In: Davies, Reid (ed) Central action of drugs in blood pressure regulation. Univ Park Press, Baltimore, p 206–224
20. Myers MG, Lewis PJ, Reid JL, Dollery CT (1975) Brain concentration of propranolol in relation to hypotensive effect in the rabbit with observations on brain propranolol levels in man. J Pharmacol Exp Ther 192: 327–335
21. Simpson FO (1974) Beta-adrenergic receptor blocking drugs in hypertension. Drugs 7: 85–105
22. Rahn KH, Gierlichs HW, Planz G, Planz R, Stephany W (1976) The effect of propranolol on plasma catecholamines in hypertensive patients. In: Birkenhäger WH, Vandongen R (ed) Interference with mechanisms in hypertension. ICI Holland B.V. p 43–46
23. Philipp Th, Cordes N, Walter B, Walter U, Beyer J, Distler A (im Druck) Untersuchungen über die Beziehungen zwischen Plasma-noradrenalin, Plasma-renin und blutdrucksenkendem Effekt des β-Rezeptorenblockers ICI 66.082 (Atenolol) bei Patienten mit essentieller Hypertonie.
24. Birkenhäger WH, De Leeuw PW, Wester A, Kho TL, Vandongen R, Falke HE (1977) Therapeutic effects of β-adrenoreceptor blocking agents in hypertension. In: Frick P, von Harnack G-A, Martini GA, Prader A, Schoen R, Wolff HP (Hrsg) Ergebnisse der Inneren Medizin und Kinderheilkunde 39. Springer, Berlin, Heidelberg, New York, S 117–134
25. Shand DG (1974) Pharmacokinetic properties of the β-adrenergic receptor blocking drugs. Drugs 7: 39–47
26. Koch-Weser J (1975) The serum level approach to individualization of drug dosage. Eur J Clin Pharmacol 9: 1–8
27. Morgan TO, Sabto J, Anavekar SM, Louis WJ, Doyle AE (1974) A comparison of beta adrenergic blocking drugs in the treatment of hypertension. Postgrad Med J 50: 253–289
28. Hansson L, Westerlund A, Aberg H, Kalrberg BE (1976) A comparison of the antihypertensive effect of atenolol (ICI 66.082) and propranolol. Eur J Clin Pharmacol 9: 361–365
29. Carruthers SG, Kelly JG, McDevitt DG, Shanks RG, Walsh MJ (1973) Duration of action of beta blocking drugs. Br Med J II: 177
30. Johnsson G, Regårdh CG (1976) Clinical pharmacokinetics of β-adrenoreceptor blocking drugs. Clin Pharmacokinet 1: 233–263
31. Hansson L, Olander R, Aberg H (1971) Twice-daily propranolol treatment for hypertension. Lancet II: 713
32. Waal-Manning HJ, Wood AJ (1975) Pindolol in hypertension twice-daily versus thrice-daily dosage. Med J Aust 2: 274–275
33. Davidson C, Thadani U, Singleton W, Taylor SH (1976) Comparison of antihypertensive activity of beta-blocking drugs during chronic treatment. Br Med J 2: 7–9
34. Materson BJ, Oster JR, Ulrich FM, Perez-Stable EC (1976) Antihypertensive effectiveness of oxprenolol administered twice daily. Clin Pharmacol Ther 19: 325–332

35. Douglas-Jones AP, Cruickshank JM, (1976) Once-daily dosing with atenolol in patients with mild or moderate hypertension. Br Med J I: 990–991
36. Prichard BNC, Gillam PMS (1969) Treatment of hypertension with propranolol. Br Med J I: 7–16
37. Barritt DW, Marshall AJ (1977) Treating hypertension. The place of beta blockade. Br Heart J 39: 821–824
38. Birkenhäger WH, Schalekamp MADH (1976) Control mechanisms in hypertension. Elsevier, Amsterdam
39. Frohlich ED, Kozul V, Tarazi RC, Dustan HP (1970) Physiological comparison of labile and essential hypertension. Circ Res 26–27 (Suppl I): 55–69
40. Frohlich ED (1973) The use of beta-adrenergic blockade in hypertension. In: Onesti G, Kim KE, Moyer JH (ed) Hypertension: Mechanism and management. Grune & Stratton, New York, London p 333–342
41. Birkenhäger WH, Krauss XH, Schalekamp MADH, Kolsters G, Kroon BJM (1971) Antihypertensive effects of propranolol. Observations on predictability. Folia Med Neerl 14: 67–71
42. Hansson L (1973) Beta-adrenergic blockade in essential hypertension. Acta Med Scand Suppl 550
43. Bühler FR, Burkart F, Lütold BE, Küng M, Marbet G, Pfisterer M (1975) Antihypertensive beta-blocking action as related to renin and age. A pharmacological tool to identify pathogenetic mechanisms in essential hypertension. Am J Cardiol 36: 653–669
44. Karlberg BE, Kägedal B, Tegler L, Tolagen K, Bergman B (1976) Controlled treatment of primary hypertension with propranolol and spironolactone. A crossover study with special reference to initial plasma renin activity. Am J Cardiol 37: 642–649
45. Ménard J, Bertagna X, N'Guyen PT, Degoulet P, Corvol P (1976) Rapid identification of patients with essential hypertension sensitive to acebutolol (a new cardioselective beta-blocker). Am J Med 60: 886–890
46. Stumpe KO, Kolloch RE (1977) Beta-blocking agents in the treatment of hypertension. Compr Ther 3: 55–65
47. Stewart IMG (1976) Compared incidence of first myocardial infarction in hypertensive patients under treatment containing propranolol or excluding beta-receptor blockade. Clin Sci Mol Med 51: 509s–511s
48. Lambert DMD (1976) Effect of propranolol in patients with angina. Postgrad Med J 52 (Suppl 4): 57–60
49. Weidmann P, Fuss O (1978) Medikamentöse Hypertoniebehandlung. Empirische und rationale Gesichtspunkte. Schweiz Med Wochenschr 108: 1–18
50. Gordon T, Castelli WP, Hjortland MC, Kannel WB, Dawber TR (1977) High density lipoprotein as protective factor against coronary heart disease. The Framingham Study. J Med 62: 707–714
51. Marshall J, Barritt DW, Pocock J, Heaton ST (1977) Evaluation of beta-blockade, bendrofluazide and prazosine in severe hypertension. Lancet I: 271–274
52. Overlack A, Stumpe KO (1978) Antihypertensiver Effekt einer fixen Beta-Rezeptorenblocker-Diuretikum-Kombination bei täglich einmaliger Applikation. Med Welt 39: 3–11
53. Saarimaa H (1976) Combination of clonidine and sotalol in hypertension. Br Med J I: 810
54. Warren DJ, Swainson CP, Wright M (1974) Deterioration in renal function after beta-blockade in patients with chronic renal failure and hypertension. Br Med J II: 193–194
55. Snell A, Wallace M (1974) Beta-blockade in the presence of renal disease and hypertension. Br Med J II: 672
56. Wright N, Robson JS (1976) Renal diseases. In: Avery: Drug treatment. ADIS, Sydney; PSG, Littleton/Mass, Livingstone, Edinburgh, p 615
57. Podolsky S, Pattavina CG (1973) Hyperosmolar nonketotic diabetic coma: a complication of propranolol therapy. Metabolism 22: 685–693
58. Fiddler GI (1974) Propranolol and pregnancy. Lancet II: 722–723
59. Tcherdakoff Ph, Kreft C (1977) Utilisation du propranolol au cours de la grossesse. Med Hyg 35: 42–46
60. Richards DA (1976) Pharmacological effects of labetalol in man. Br J Clin Pharmacol 3 (Suppl 3): 721–723
61. Koch G (1976) Haemodynamic effects of combined α- and β-adreno-receptor blockade after

intravenous labetalol in hypertensive patiens at rest and during exercise. Br J Clin Pharmacol 3 (Suppl 3): 725–728

62. Edwards RC, Raftery EB (1976) Haemodynamic effects of longterm oral labetalol. Br J Clin Pharmacol 3 (Suppl 3): 733–736

Kapitel 5: Kardiomyopathien

1. Coltart DJ (1976) Hemodynamic effects of beta blockade in patients with angina pectoris. Postgrad Med J 52: 47

2. Edwards RHT, Kristinsson A, Warrell BA, Goodwin JF (1970) Effects of propranolol on response to exercise in hypertrophic obstructive cardiomyopathy. Br Heart J 32: 219

3. Flamm MD, Harrison DC, Hancock EW (1968) Muscular subaortic stenosis, preventtion of outflow obstruction with propranolol. Circulation 38: 846

4. Frank MJ, Abdulla FA, Canedo MJ, Saylors RE (1978) Long term medical management of hypertrophic obstructive cardiomyopathy, Amer. J. Cardiol. 42: 993

5. Kaltenbach M, Hopf R, Kober G, Bussmann WD, Keller M, Petersen Y (1978) Verapamil treatment of hypertrophic obstructive cardiomyopathy. In: Kaltenbach M, Loogen F, Olsen EGJ (ed) Cardiomyopathy and myocardial biopsy. Srpinger, Berlin, Heidelberg, New York, p 316

6. Kochsiek K, Larbig D, Harmjanz D (1971) Die hypertrophische obstruktive Kardiomyopathie. Springer, Berlin, Heidelberg, New York

7. Krelhaus W, Kuhn H, Loogen F (1978) Analysis of deaths in the course of hypertrophic obstructive cardiomyopathy. In: Kaltenbach M, Loogen F, Olsen EGJ (ed) Cardiomyopathy and myocardial biopsy. Springer, Berlin, Heidelberg, New York, p 300

8. Kuhn H, Krelhaus W, Bircks W, Schulte HE, Loogen F (1978) Indication for surgical treatment in patients with hypertrophic obstructive cardiomyopathy. In: Kaltenbach M, Loogen F, Olsen EGJ (ed) Cardiomyopathy and myocardial biopsy. Springer, Berlin, Heidelberg, New York, p 308

9. Kuhn H, Krelhaus W, Köhler E, Loogen F (1978) Therapeutische Möglichkeiten bei hypertrophischen Kardiomyopathien. Therapiewoche 28: 9946

10. Loogen F, Gleichmann U, Krelhaus W (1971) Die obstruktive Myokardiopathie. Z Kreislaufforsch 60: 1044

11. Loogen F, Kuhn H, Krelhaus W (1978) Natural history of hypertrophic obstructive cardiomyopathy and the effect of therapy. In: Kaltenbach M, Loogen F, Olsen EGJ (ed) Cardiomyopathy and myocardial biopsy. Springer, Berlin, Heidelberg, New York, p 286

12. Lösse B, Kuhn H, Krelhaus W, Schicha H, Becker V, Köhler E, Loogen F (1977) Belastungsuntersuchungen bei hypertrophischen Kardiomyopathien mit und ohne Obstruktion. Verh Dtsch Ges Kreislaufforsch 43: 337

13. Maron BJ, Merrill WH, Freier PA, Kent KM, Epstein SE, Morrow AG (1978) Long-term clinical course and symptomatic status of patients after operation for hypertrophic subaortic stenosis. Circulation 57: 1205

14. Raphael MJ, Oakley CM, Ziady G (1975) Left ventricular pressure-volume relationship in hypertrophic cardiomyopathy with the effect of beta blockade. Circ Res (Suppl II) 51, 52: 141

15. Sowton, E (1976) Betarezeptorenblocker bei hypertropher Kardiomyopathie. In: Schweizer W (Hrsg) Die Betablocker – Gegenwart und Zukunft Huber, Bern, Stuttgart, Wien, S 239

16. Spiller P, Brenner C, Neuhaus KL, Sauer G (1978) Disorders of left ventricular performance in congestive and hypertrophic obstructive cardiomyopathy. In: Kaltenbach M, Loogen F, Olsen EGJ (ed) Cardiomyopathy and myocardial biopsy. Springer, Berlin, Heidelberg, New York, p 186

17. Stenson RE, Flamm MD, Harrison DC, Hancock EW (1973) Hypertrophic subaortic stenosis, clinical and hemodynamic effects of long-term propranolol therapy. Am J Cardiol 31: 763

18. Storstein L, Amelie JP (1978) The effects of drugs on exercise tolerance in patients with asymmetric septal hypertrophy. Trans Eur Soc Cardiol I: 28 (abstract)

19. Strauer BE (1975) Die hypertrophische obstruktive Kardiomyopathie. Internist (Berlin) 16: 530
20. Wigle ED, Adelman AG, Felderhof CH (1974) Medical and surgical treatment of the cardiomyopathies. Circ Res (Suppl II) 34, 35: 196
21. Waagstein F, Hjalmarson A, Varnanskas E, Wallentin I (1975) Effect of chronic beta-adrenergic recentor blockade in congestive cardiomyopathy. Brit. Heart J. 37: 1022–1036

Kapitel 6: Psychiatrische und neurologische Erkrankungen

1. Atsmon A, Blum I, Wijsenbeek H, Maoz B, Steiner M, Ziegelman G (1971) The short-term effects of adrenergic-blocking agents in a small group of psychotic patients. Psychiat Neurol Neurochir 74: 251–258
2. Benkert O, Hippius H (1976) Psychiatrische Pharmakotherapie. Ein Grundriß für Ärzte und Studenten. Springer, Berlin, Heidelberg, New York
3. Benkert O (1979) Biochemische Grundlagen der Depression. Klin Wochenschr 57: 651–660
4. Brosteanu E, Floru L, Kaiser H (1977) Double-blind trial with oxprenolol versus placebo in the treatment of lithium-induced tremor. In: Kielholz P (ed) Beta-blockers and the central nervous system. Huber, Bern, Stuttgart, Wien, 184–190
5. Carlsson C, Johansson T (1971) The psychological effects of propranolol in the abstinence phase of chronic alcoholists. Br J Psychiatry 119: 605–606
6. Corbett JL (1977) Efficacy of oxprenolol in the treatment of essential and parkinsonian tremon – a description of two controlled trials and a review of the literature. In: Kielholz P (ed) Beta-Blockers and the central nervous system. Huber, Bern, Stuttgart, Wien, p 200–217
7. Emrich HM, Möller HJ, Cording C, Kissling W, Schietsch HJ, Riedel E, von Zerssen D (1979) Action of d-propranolol in mania. Pharmakopsychiatr Neuropsychopharmakol (im Druck)
8. Floru L (1971) Klinische Behandlungsversuche des lithium-bedingten Tremors durch einen Betarezeptorenantagonisten (Propranolol). Int Pharmacopsychiatry 6: 197–222
9. Floru L (1977) Die Anwendung β-blockierender Substanzen in der Psychiatrie und Neurologie. Fortschr Neurol Psychiatr 45: 112–127
10. Freedman AM (1977) Beta-blockers in the treatment of alcoholism and opiate addiction. In: Kielholz P (ed) Beta-blockers and the central nervous system. Huber, Bern, Stuttgart, Wien, S 141–148
11. Gallant DM, Swanson WC, Guerrero-Figueroa R (1973) A controlled evaluation of propranolol in chronic alcoholic patients presenting with symptomatology of anxiety and tension. J Clin Pharmacol 13: 41–48
12. Gosling RH (1977) Clinical experience with oxprenolol in the treatment of aniety in the United Kingdom. In: Kielholz P (ed) Beta-blockers and the central nervous system. Huber, Bern, Stuttgart, Wien, p 125–150
13. Granville-Grossman KL, Turner P (1966) The effect of propranolol on anxiety. Lancet II: 788–790
14. Grüter W (1977) Psychoses and beta-blockers. In: Kielholz P (ed) Beta-blockers and the central nervous system. Huber, Bern, Stuttgart, Wien, p 235–239
15. Hawkins JR (1975) Clinical experience with beta-blockers in consultant psychiatric practice. Scott Med J 20: 294
16. Jefferson JW (1974) Beta-adrenergic receptor blocking drugs in psychiatry. Arch Gen Psychiatry 31: 681–691
17. Lader MH (1977) Mechanisms of stress and anxiety. In: Kielholz P (ed) Beta-blockers and the central nervous system. Huber, Bern, Stuttgart, Wien, p 47–52
18. Ladewig D, Levin P, Gastpar M, Gerking P, Roth E (1977) Kielholz P (ed) The use of beta-blockers in the management of withdrawal syndromes. Huber, Bern, Stuttgart, Wien, p 149–157
19. Lydtin H, Lohmöller G (1977) Beta-Receptoren-Blocker. Aesopus, Lugano, München
20. May V (1975) Therapeutische Kombination von Psychopharmaka und Beta-Sympathicolytica. Nervenarzt 46: 268–271

21. Murray T (1976) Long-term therapy of essential tremor with propranolol. Can Med Assoc J 115: 892–894
22. Snyder SH, Banerjee SP, Yamamura HI, Greenberg D (1974) Drugs, neurotransmitters and schizophrenia. Science 184: 1243–1253
23. Turner P, (1977) Clinical and experimental studies on the central effects of beta-blockade in man. In: Kielholz P (ed) Beta-blockers and the central nervous system. Huber, Bern, Stuttgart, Wien, p 35–38
24. Tyrer PJ, Lader MH (1974) Response to propranolol and diazepam in somatic and psychic anxiety. Br Med J II: 14–16
25. Tyrer PJ (1977) Propranolol in schizophrenia. Lancet II: 761
26. Yorkston NJ, Zaki SA, Pitcher DR, Gruzellier JH, Hollander D, Sergeant HGS (1977) Propranolol as an adjunct to the treatment of schizophrenia. Lancet II: 575–578

Kapitel 7: Nebenwirkungen

1. Alderman EL, Coltart DI, Wettach GE, Harrison DC (1974) Coronary artery syndromes after sudden propranolol withdrawel. Ann Intern Med 81: 625
2. Beumer HM (1974) Adverse effects of β-adrenergic receptor blocking drugs on respiratory function. Drugs 7: 130–138
3. Bianchetti G, Graziani G, Brancaccio D, Morganti A, Leonetti G, Manfrin M, Sega R, Gomeni R, Ponticelli C, Morselli PL (1976) Pharmacokinetics and effects of propranolol in terminal uraemic patients and in patients undergoing regular dialysis treatment. Clin Pharmacokinet 1: 373–384
4. Blum I, Ahmon A (1977) Hypertension complicating treatment with beta adrenergic blocking drugs. Am Heart J 93: 802–803
5. Bolte HD (1978) Therapie mit Beta-Rezeptorenblockern bei koronarer Herzerkrankung. Internist (Berlin) 19: 520–526
6. Branch RA, Shand DG, Wilkinson GR, Nies AS (1973) Hemodynamic drug interaction: The reduction of lidocaine clearance by dl-propranolol. An example of hemodynamic drug interaction. J Pharmacol Exp Ther 184: 515
7. Branch RA, Shand DG, Nies AS (1973) Hemodynamic drug interaction: The reduction of oxyphenbutazone clearance by dl-propranolol in the dog. J Pharmacol Exp Ther 187: 133
8. Branch RA, Shand DG (1976) Propranolol disposition in chronic liver disease: a physiological approach. Clin Pharmacokinet 1: 264–279
9. Kaplan JA, Dunba RW (1976) Propranolol and surgical anesthesia. Anest Analg 55: 1
10. Diaz RG, Somberg I, Freeman E, Levitt B (1974) Myocardial infarction after propranolol withdrawal. Am Heart J 2: 257
11. Gibson DG (1974) Pharmacodynamic properties of β-adrenerig receptor blocking drugs in man. Drugs 7: 8–38
12. Glaubiger G, Lefkowitz RI (1977) Elevated beta-adrenergic receptor number after chronic Propranolol treatment. Biochem Biophys Res Commun 78: 720
13. Goldberg R, Joffe BI, Bersohn I, von As M, Krut L, Seftel HC (1975) Metabolic responses to selective β-adrenergic stimulation in man. Postgrad Med J 51: 53
14. Greenblatt DI, Koch-Weser I (1974) Adverse reactions to β-adrenergic receptor blocking drugs: A report from the Boston Collaborative drug Surveillance Program. Drugs 7: 118–129
15. Gugler R (1978) Therapie mit Beta-Rezeptorenblockern: Nebenwirkungen und Kontraindikationen. Internist (Berlin) 19: 547
16. Jewitt DR, Singh BN (1974) The role of beta-adrenergic blockade in myocardial infarction. Prog Cardiovasc Dis 16: 421–428
17. Johnsson G (1976) Use of the β-adrenoceptor blockers in combination with β-stimulators in patients with obstructive lung disease. Drugs 11 (Suppl 1): 171–176
18. Johnstone M (1968) Alprenolol during halothane anesthesia in surgical patients. Acta Anaesthesiol Scand 12: 183

19. Kellaway GSM (1976) Adverse drug reactions during treatment of hypertension. Drugs 11 (Suppl 1): 91
20. Krewitz H (1978) Unerwünschte Wirkungen von Arzneimitteln: Mechanismen, Erfassung, Bedeutung. Internist (Berlin) 19: 357–365
21. Langer SZ (1976) The role of alpha and beta presynaptic receptors in the regulation of noradrenaline release eleictied by nerve stimulation. Clin Sci Mol Med 41 (Suppl): 252
22. Larsson S, Svedmyr N (1974) Studies of muscle tremor induced by beta-adrenostimulating drugs. Scand J Respir Dis [Suppl] 88: 54
23. Lüderitz B (1978) Betarezeptorenblocker bei kardialen Rhythmusstörungen. Internist (Berlin) 19: 532–537
24. Lundvall I, Järhult I (1976) Beta-adrenergic dilator component of the sympathetic vascular response in skeletal muscle. Acta Physiol Scand 96: 180
25. Lydthin H (1969) Beta-Rezeptorenblocker und Anaesthesie. Med Welt 30: 1889
26. Lydtin H (1977) Side effects and contraindications of beta-receptor blocking agents. Klin Wochenschr 55: 415–422
27. Miller RR, Olsen HG, Amsterdam EA, Mason DT (1975) Propranolol withdrawal rebound phenomen: Exacerbation of coronary events after abrupt cessation of antianginal therapy. New Engl J Med 293: 416
28. Mizgala HF, Counsel I (1976) Acute coronary syndromes following abrupt cessation of oral propranolol therapy. Can Med Assoc J 114: 1123
29. Morgan TO, Louis WT, Damborn IK, Doxle AE (1972) The use of pindolol in the treatment of hypertension. Med J Austr 2: 309
30. Morgan TO, Sabta I, Anavekar SM, Louis WI, Doyle AE (1974) A comparison of beta adrenergic blocking drugs in the treatment of hypterension. Postgrad Med J 50: 253–289
31. Nawabi IU, Ritz ND (1973) Agranulocytosis du to propranolol. J Am Med Assoc 223: 1376
32. Palm D (1977) Adrenerge β-Rezeptoren und β-Rezeptorenblocker. In: Hierholer K, Rietbroch N (Hrsg) Berliner Seminar. Perimed, Erlangen
33. Palm D, Grobecker H (1977) Quantitative Parameter der sympathonervalen und sympathoadrenalen Aktivität beim Menschen. Einfluß von β-Rezeptorenblockern. Arzneim Forsch 27: 708–713
34. Pantano IA, Lee Y (1976) Abrupt propranolol withdrawal and myocardial contractility. Arch Intern Med 136: 867–871
35. Persson I, Eskar P (1973) Carbohydrate tolerance during beta-adrenergic blockade in hypertension. Eur J Clin Pharmacol 5: 151
36. Petrie IC, Galloway DB, Jeffers TA, Webster I (1976) Adverse reactions to beta blocking drugs: a review. Postgrad Med J 52 (Suppl 4): 63–69
37. Prichard BNC, Ross EI, (1966) Use of propranolol in conjunction with α-receptor blocking drugs in pheochromocytoma. Am J Cardiol 18: 394
38. Prys-Roberts C (1977) Beta-receptor blockade and anaesthesia. In: Grahame-Smith DL (ed) Drug interactions. MacMillan, London, p 265
39. Riecker G (1978) Beta-Rezeptorenblocker. Internist (Berlin) 19: 519–521
40. Rodger IC, Sheldon CD, Lerski RA, Livingstone WR (1976) Intermittent claudication complicating beta-blockade. Brit Med J I: 1125
41. Simpson FO (1974) β-Adrenergic receptor blocking drugs in hypertension. Drugs 7: 85
42. Singh BN, Whitlock RML, Combres RH, Williams FH, Harris EA (1976) Effects of cardioselective β-adrenoceptor blockade on specific airway resistance in normal subjects and in patients with bronchial asthma. Clin Pharmacol Ther 19: 493–501
43. Skinner DI, Misbin RI (1976) Uses of propranolol. New Engl J Med 193: 1205
44. Slome R (1973) Withdrawal of propranolol and myocardial infarction. Lancet I: 156
45. Sörenby L (1976) The β-adrenoceptors of the lung mediating inhibition of antigen-indiced histamine release. Eur J Pharmacol 30: 140–147
46. Stephan StA (1966) Unwanted effects of propranolol. Am J Cardiol 18: 463
47. Strong AI, Macnicol MF, Davie IT, Scott DB (1971) Hemodynamic effects of oxprenolol and practolol in dogs under halothane anesthesia. Br J Anaesth 43: 25
48. Taggart P, Carruthers M (1972) Suppression by expoxprenolol of adrenergic response of stress. Lancet II: 256

49. Thiringer G, Svedmyr N (1976 Interaction of orally administered metoprolol, practolol and propranolol with isoprenaline in asthmatics. Eur J Clin Pharmacol 10: 163–170
50. Waal-Manning HI (1969) The effect of propranolol on the duration of the Achilles tendon reflex. Clin Pharmacol Ther 10: 199
51. Waal-Manning HI, Simpson FO (1975) Paradoxical effect of pindolol. Br Med J III: 155
52. Waal-Manning HI (1975) Drugs 10: 336
53. Waal-Manning HI (1976) Hypertension: Which beta-blocker? Drugs 12: 412–441
54. Wildenthal K, Mierzwiak DS, Myers RW, Mitchell IH (1968) Effects of acute lactic acidosis of left ventricular performance. Am J Physiol 214: 1352
55. Young RR, Growdon IH, Skanini TB (1975) Beta-adrenergic mechanisms in action tremor. New Engl J Med 293: 950–953
56. Zacharias FI, Cowen KI, Prestt I, Vickers I, Wall BG (1972) Propranolol in hypertension: A study of long-term therapy 1964–1970. Am Heart J 83: 755
57. Ackern v K (1979) persönliche Mitteilung

Sachverzeichnis

G. Haldemann
Kreislaufproblematik und Anaesthesie bei geriatrischen Patienten
1978. 24 Abbildungen, 3 Tabellen.
VIII, 55 Seiten (2 Seiten in Englisch)
(Anaesthesiologie und Intensivmedizin,
Band 112)
DM 28,–; approx. US $ 15.40
ISBN 3-540-08785-0

M. J. Halhuber, R. Günther, M. Ciresa
EKG-Einführungskurs
Eine praktische Propädeutik der klinischen
Elektrokardiographie
Unter Mitwirkung von P. Schumacher,
W. Newesely
6., ergänzte Auflage. 1978. 98 Abbildungen,
7 Tabellen. VIII, 164 Seiten
DM 27,–; approx. US $ 14.90
ISBN 3-540-08573-4
Vertriebsrechte für die sozialistischen Länder:
Barth Verlag, Leipzig

H. Mörl
Der „stumme" Myokardinfarkt
Mit einem Geleitwort von G. Schettler
1975. 15 Abbildungen, 16 Tabellen.
XIII, 113 Seiten
(Kliniktaschenbücher)
DM 19,80; approx. US $ 10.90
ISBN 3-540-07318-3

Psychosozialer „Stress" und koronare Herzkrankheit
Verhandlungsbericht vom Werkstattgespräch
am 8. und 9. Juli 1976 in der Klinik Höhenried
Herausgeber: M. J. Halhuber
1977. 12 Abbildungen, 8 Tabellen.
VIII, 204 Seiten (21 Seiten in Englisch)
DM 36,–; approx. US $ 19.80
ISBN 3-540-08322-7

Psychosozialer „Stress" und koronare Herzkrankheit 2
Therapie und Prävention
Verhandlungsbericht vom 2. Werkstattgespräch
am 7. und 8. Juli 1977 in Höhenried
Herausgeber: M. J. Halhuber
1978. 59 Abbildungen, 14 Tabellen. X, 273 Seiten (6 Seiten in Englisch)
DM 36,–; approx. US $ 19.80
ISBN 3-540-08902-0

H-Reindell, H. Roskamm
Herzkrankheiten
Pathophysiologie, Diagnostik, Therapie
Unter Mitwirkung zahlreicher Fachwissen-
schaftler
1977. 565 Abbildungen in 953 Einzeldarstel-
lungen. XVIII, 930 Seiten
Gebunden DM 138,–; approx. US $ 75.90
ISBN 3-540-07646-8

G. Riecker
Klinische Kardiologie
Krankheiten des Herzens und des Kreislaufs
Unter Mitarbeit von H. Avenhaus, D. H. Bolte,
W. Hort, B. Lüderitz, B. E. Strauer
1975. 159 Abbildungen, 134 Tabellen.
XIV, 455 Seiten
Gebunden DM 98,–; approx. US $ 53.90
ISBN 3-540-07316-7

B. E. Strauer
Das Hochdruckherz
Funktion, koronare Hämodynamik und Hyper-
trophie des linken Ventrikels bei der essentiellen
Hypertonie
1979. 50 Abbildungen, 15 Tabellen. V, 92 Seiten
DM 24,–; approx. US $ 13.20
ISBN 3-540-08966-7

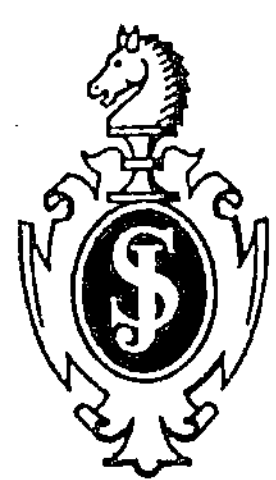

Springer-Verlag
Berlin
Heidelberg
New York